健康のとびら

医学博士
中原和彦

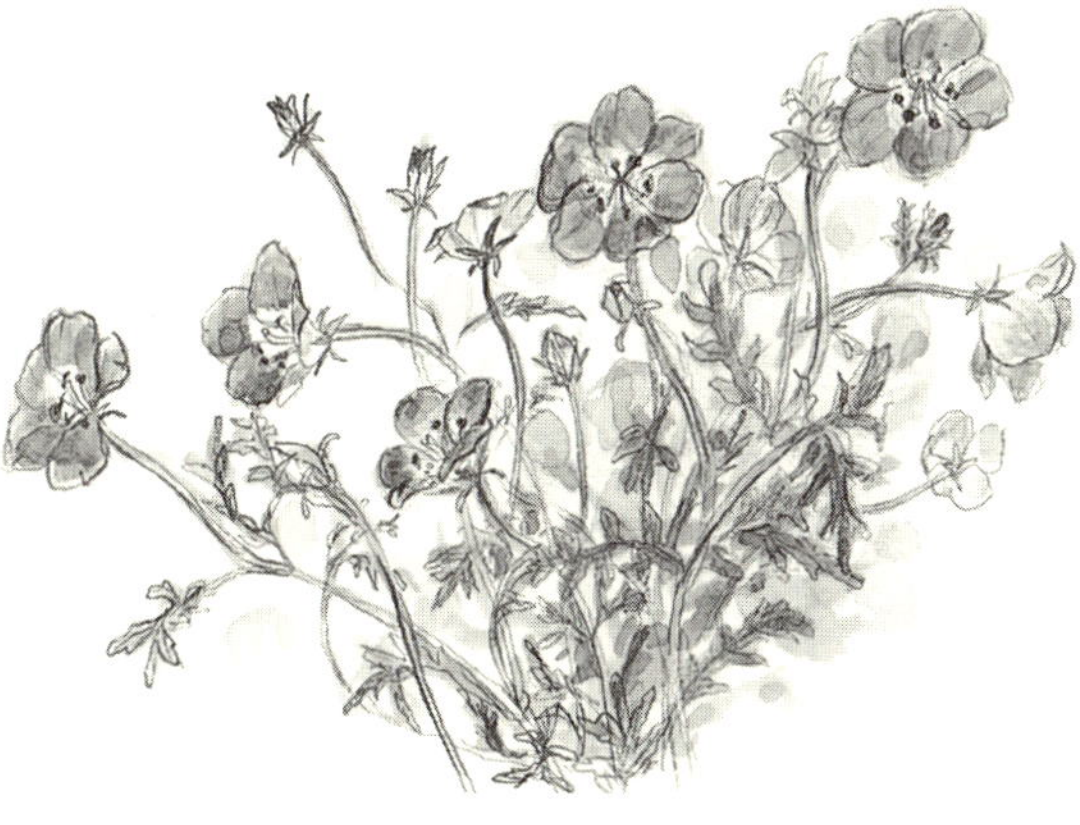

海鳥社

カバー・表紙・本文カット＝堀本知子

出版に寄せて ―― 私の日々のバイブル

池見葉満代

十数年前、中原先生はすでに権威ある婦人科医としてご活躍で、その職務のなかで、人の心と病とのかかわりを深く実感され、社会への展開として「健康幸福講座」を開かれていました。そのなかで、先生は呼吸を整え脳を調整するということを展開されていました。このことは主人池見酉次郎《いけみゆうじろう》の九大心療内科教室での心身医学の研究と相俟って、息を整える調息や身体を整える調身により調脳が可能という共通の認識に到達していました。

こうしたことで、「健康幸福講座」の百回記念講座に主人は講師を務めさせていただき、中原先生ともお会いすることになりました。

そして、その後も出席させていただき、「健康幸福講座」での講演が主人の最後の講演となったのですが、そうした講演で、会場一杯の会員の皆様の豊かな熱気溢れる感動の息吹にふれ、主人は心打たれ、中原先生によって、自分が生涯をかけてきた研究のゴールが既に展開されていると心より慶び、安堵いたしておりました。

二年前に講座は「ヘルスアート生きがい講座」となり、すでに二三五回を超えたと聞いております。「ヘルスアート」は、主人が創った言葉ですが、これが中原先生によって生かされ、皆様と一緒に健康を考える言葉として生きていることに、ほんとうに感謝しています。そういえば、先生の診療所も「ヘルスアートクリニックくまもと」という名前です。

こうした先生の日々の多くの医療体験の言葉の一端が「健康のとびら」として「西日本新聞」に連載され、私は、この連載を楽しみにしていて、スクラップし、日々の道しるべとしてまいりました。何かにつけて開くページに心和み道をいただいております。それだけにこのたびの出版は嬉しく、皆さんと分かち合いたいと心より願っております。

健康のとびら◉目次

子どもを守る

心と病

健康のとびら

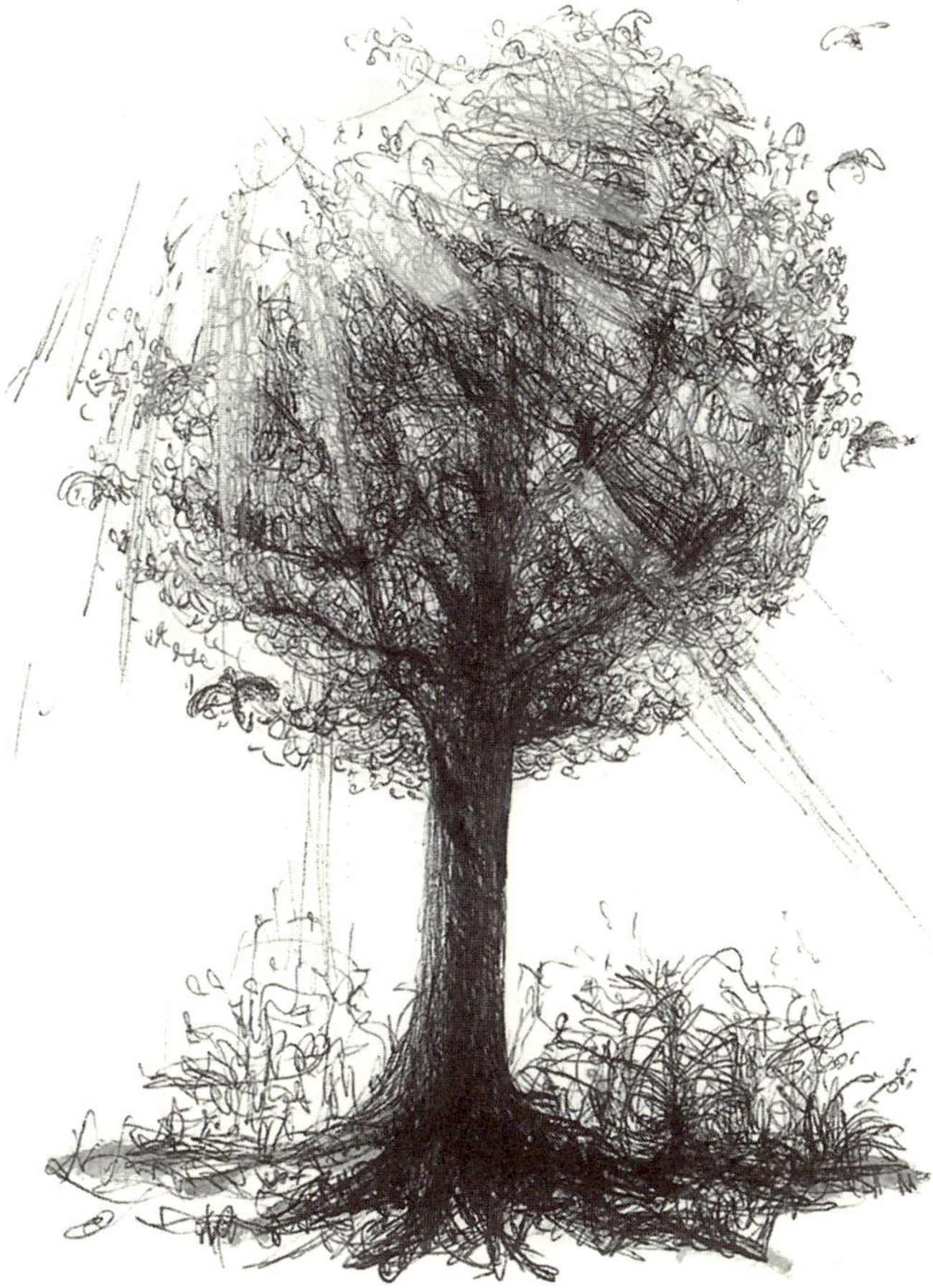

出口でなく入り口を探す

生きている限り病気をしない人はほとんどいないと思います。そして、病気になっていろいろな苦しみを経験しますと「もう二度と病気になりたくない」、「健康のありがたさが分かった」などという言葉を患者さんたちからよく聞きます。

病気とは一体何でしょう、健康とは一体何でしょう、健康で長生きをするにはどのようにしたらよいのでしょうか？　こうしたことを皆さん方と一緒に考えていきたいと思います。

さて、病気を患っている病人の心理状態を見てみますと、病気から逃れたい、抜け出したい、早く解放された

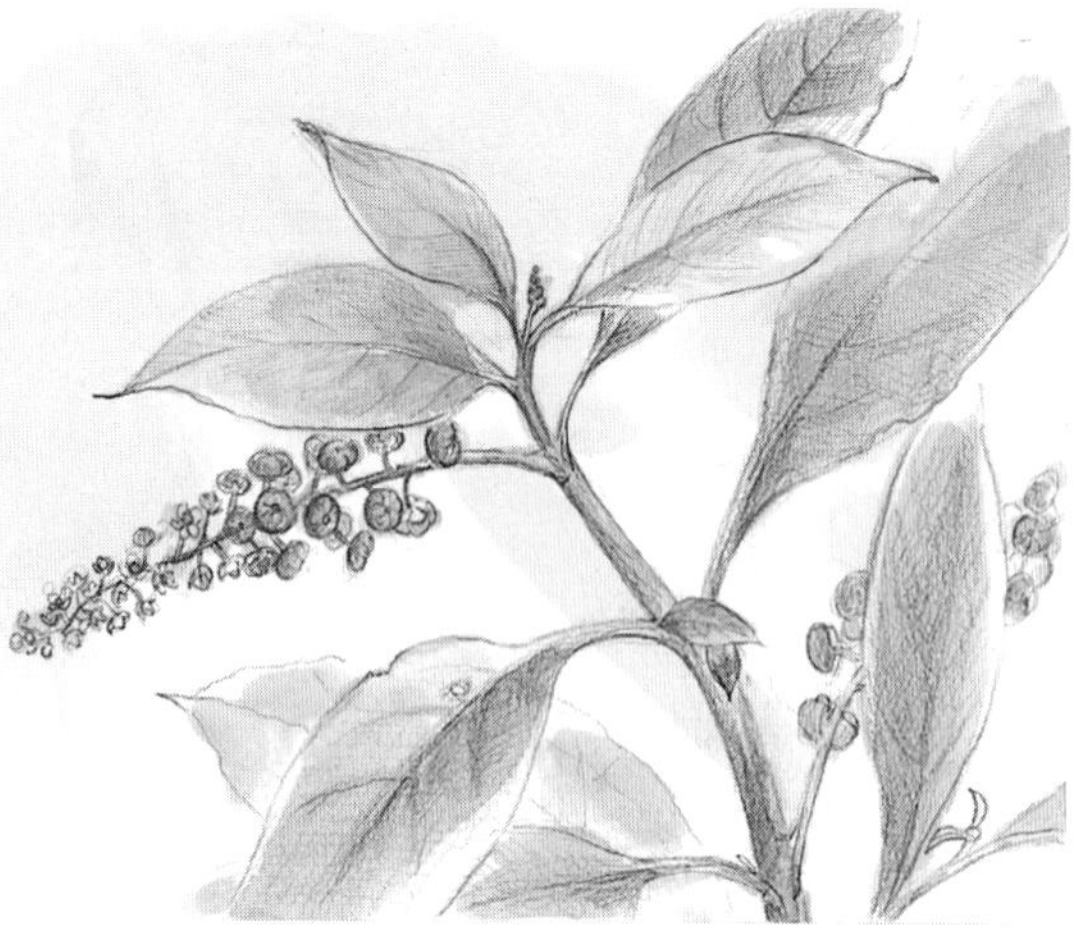

いと焦っている方が多いように思います。これを私は「病気の出口探し」と呼んでいます。

確かに病人としてはもっともな心の状態であるかのように見えますが、ここに健康になるための重大な落とし穴があると思うのです。病気の出口探しは医者に任せて、患者さんの心は健康の入り口探しへ、いやむしろ健康の入り口の扉を開けて入っていく勇気と努力が大切だと思うのです。そのほうが早く病気から解放されて、健康になっていくからです。

つまり、病気を持ったまま「まるごと健康」の方へ進んでいくことが大切なのです。

健康の定義はＷＨＯ（世界保健機関）によると「病気でない状態」とは定義していません。身体的、精神的、社会的、最近ではスピリチュアル（魂的・霊的）を含めた健康も考えています。

これらの健康の定義以外に、九州大学心療内科の初代教授、池《いけ》見《み》酉《ゆう》次《じ》郎《ろう》先生（一九一五年――一九九九年）は東洋的「気の健康」についても力説されておられました。

病気とは診断されないが、健康ともいえない状態を指して「未病」といいます。

全人的なまるごと健康法を行っていくことが自然治癒力を高めることも証明されているのです。

したがって、現在病気の渦中にある方も、未病の方も、病気にとらわれ過ぎることなく健康の入り口探しに目先を変えてみることが大切な心構えではないでしょうか。

お任せでなく主人公に

患者さんの中には、よく「なんとか治してください」「先生にお任せします」と言って、いわゆる「お任せ医療」すなわち治療のみを望む方がおられます。本当にこれで良いのでしょうか？

ある方が「お医者さんは医学というものを勉強してきました。看護師さんは看護学を学んできました。患者さんは何を学ぶのですか、患者さんが学ぶ「患者学」というものはどこにあるのですか？」と言われました。

この患者学というものを大きく広げて、病人だけでなく未病の人も学ぶ学問を、健康学と呼んでいます。

二〇〇二年、「健康増進法」が施行されました。その第二条は国民の責務として「国民は、健康な生活習慣の重要性に対する関心と理解を深め、生涯にわたって、自らの健康状態を自覚するとともに、健康の増進に努めなければならない」と定めています。

西洋医学を中心にした病気治療、すなわち医者任せの治療は大変、医療費が高くなり、国の財政赤字に拍車をかけることになります。皆さんの税金がたくさん使われることになるのです。

そこで、病気が治った人も未病の人もそこで満足することなしに、各人が健康の主人公として、健康増進に向かって歩んでいくことによって、国の財政難を少しでも軽くできるというわけです。そして、そのこと自体、国民が健康感を高め、生きがい感を抱いて生きることになるというわけです。

健康学を学んだり、健康増進に向かって努力したりするときに、重要な心構えがあります。それは、どの人も持っている脳の働きの中にヒントがあります。脳の働きは大きく分けて、右脳の働きと左脳の働きがあります。右脳が自然の子として「生きている」、左脳が社会の子として「生かされている」のです。しかも、左脳はたくましく、うまく、よく生きてゆくための働きがあるのです。

この左右の脳を整えることがストレス社会の現代人にとって最良の健康学であり、健康法であるといえるのではないでしょうか。

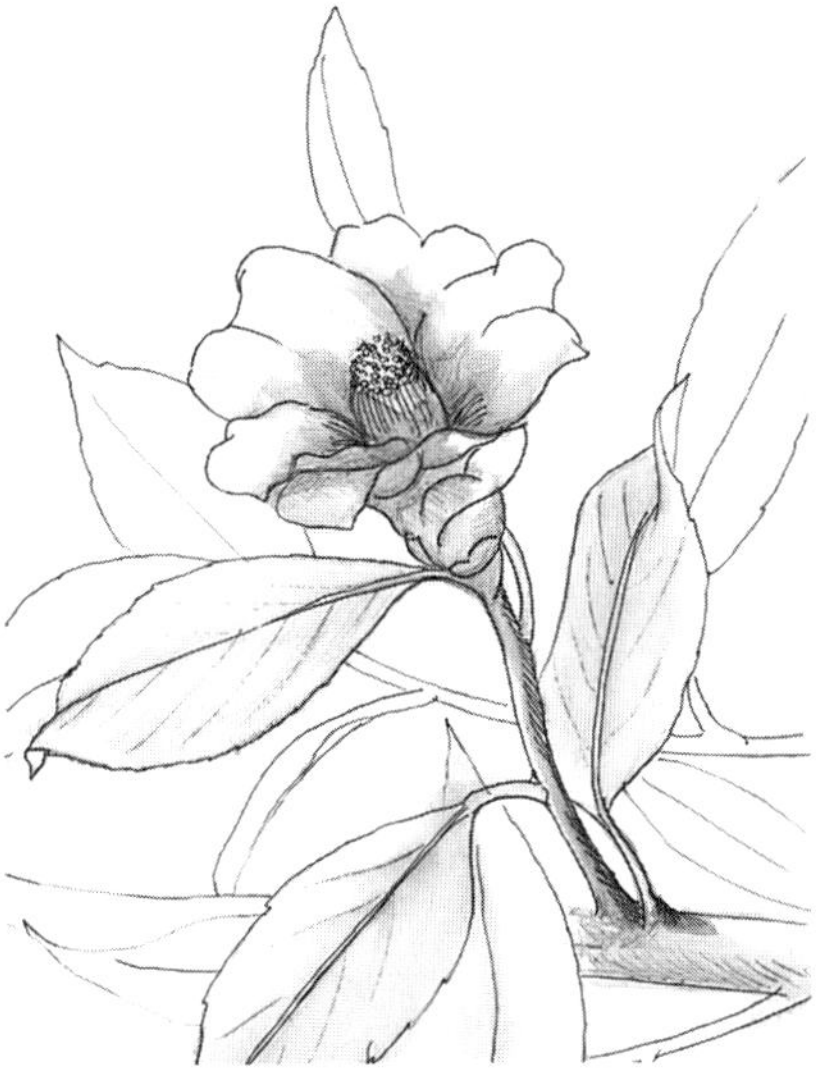

感謝の不思議さ

脳の働きが「生かされて生きる」ことであると述べましたが、簡単に言いますと、右脳の働きが「生かされている」であり、左脳が「生きてゆく」ために必要な脳であると言われています。そして、脳を縦割りにしますと大きく三層に分かれており、内側から順に植物脳、動物脳、人間脳となっています。

人間は「生かされている」だけではなく、動物のごとくたくましく、積極的に生き、そして、「うまく生き」たり「よりよく生き」たりして初めて人間といえるわけです。

まとめて言いますと、人間は〝生かされ感〟があって初めて「うまく、よく生きる」が可能になるのです。

今回は〝生かされ感〟すなわち「感謝」の不思議さについて述べてみましょう。

私が初めて感謝に興味を覚えたのは、感謝に鎮痛効果があると分かったときです。

手術後の患者さんの痛みについて調査したとき、嫌々手術を受ける「嫌々型」や「緊張型」などは大変痛がります。病気だから手術はしょうがないといった「しょうがなし型」は中間でそれなりに痛がりますが、積極的な人、すなわち「進んで喜んで型」には痛みが少なく、「感謝型」は全く痛み知らずであったのです。通常から感謝の気持ちが旺盛な方には術後の痛みもなかったのです。

私の義母が八十五歳のときに大腸がんで手術をしました。感謝が痛みを取ることを知って、手術に臨みましたが、全く痛みがなくドクターもビックリしたそうです。義母は現在九十九歳で認知症になることもなく元気に過ごしています。

このように感謝には鎮痛効果があるだけではなく、抗がん剤投与による吐き気などの副作用を消したり、自然治癒力を高めてがんを治された方も多いのです。

ちなみに感謝の他には笑いにも免疫力（自然治癒力）を高める効果や鎮痛効果があることが分かっています。

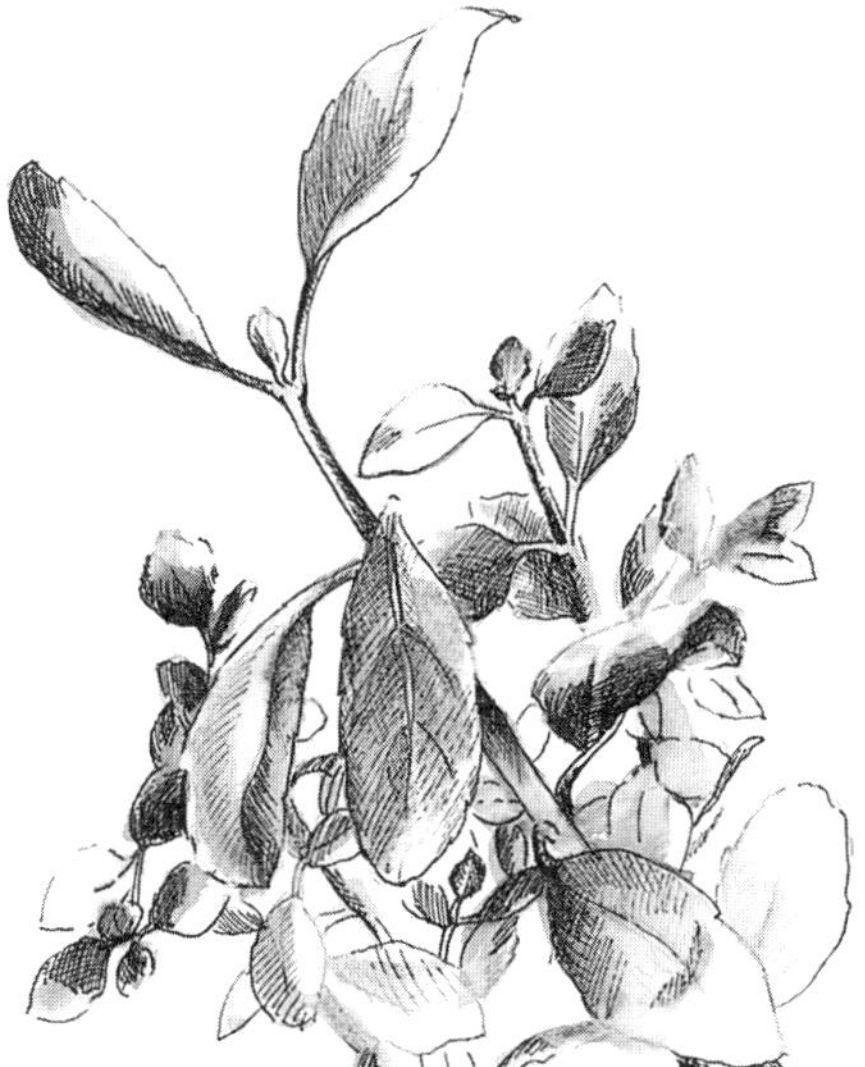

呼吸法で脳を整える

ストレス社会では現代人の脳や心が病むことが多くなります。脳が疲れたり、バランスを崩したりするわけです。それでは脳を整えるためにはどんな方法があるでしょうか？

九州大学心療内科の教授だった池見酉次郎先生は、息を整える調息や身体を整える調身により調脳が可能だと言われました。ここでは調息すなわち「呼吸法」について述べます。

呼吸法は原則として「呼主吸従」といって、吐く息を主体にゆっくり長く息を吐きます。それに従って自然に短く息が入ります。吸った息は食道ではなく、気管支などの気道を通じて肺に入ります。

肺には小さな肺胞というものがあります。成人男子には

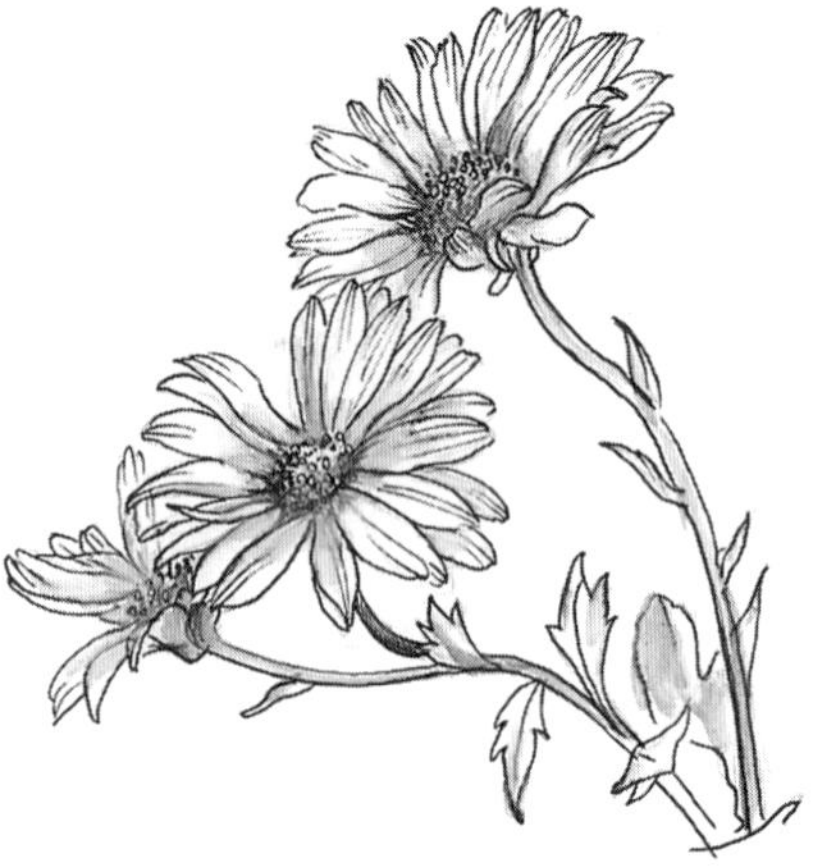

約三億個も肺胞があるのです。その肺胞は、普通の呼吸をしている場合、約二割がつぶれて働いていないのです。姿勢が悪い人はこれよりさらにつぶれがひどいといわれています。肺胞がつぶれている率が高い人ほど、ガス交換率が行われないから老化が早いのです。

姿勢が悪いと老化が早いというのは本当です。ですから、呼吸法をすることによって老化があまり進まなくなると考えられます。いろいろな生活習慣病に効果があると言われていますが、たとえば高血圧の人が呼吸法をすると血圧がずっと安定してくるのです。

なぜ高血圧が治るかといいますと、肺胞の中に「プロスタグランディン」という物質があるのですが、その一種が肺胞から分泌され、抹消《まっしょう》のいわゆる手足の血管を開く作用があるのです。ですから、呼吸法をしているうちに「何か温かくなりました」と患者さんが言うのです。

もう一つ、「カテコラミン」という抹消の血圧を上げる物質がありますが、この「カテコラミン」の分泌を抑えたりして、高血圧を下げる働きがあるわけです。

呼吸法を一つ知るだけでも、現代病に悩まされている人がかなり助かるのではないかと思います。もちろん、西洋医学や東洋医学などと併用することが必要なことは言うまでもありません。こういう簡単な方法で効果があるのは有り難いことですね。

人間の理想像は「ほどけ様」

皆さん、連休はどのように過ごされる予定でしょうか？　ストレス解消や過度の緊張をほどくためにもゆっくりと、楽しく過ごせたらいいですね。

ところで、緊張をほどくために実は大切なことがあります。人間の理想像は昔から仏像にたとえられています。仏様は、「ほどけ様」に通じるそうです。

なぜ仏様（ほどけ様）かといいますと、どの仏像も目が半開き状態です。目を半分にしている意味は何かといいますと、内と外を同時に半分ずつ見ているのです。ところが、最近は内を見ることのできない現代人があまりにも増加しています。

目をパッと開き外ばかり見ている現代人が、内を見るにはどうしたらいいのでしょうか？

そこで、ほどけ様になると、内が見えてくるわけです。それでは、ほどけ様になるにはどうしたらいいでしょうか？

緊張がほどけること、つまり今の言葉でいうリラックスが大切なのです。

リラックスができると内が見えるようになる。内が見えると何が見えてくるかというと「人間は生かされている」ということが見えてくる。いわゆる悟ることができるというわけです。これが昔、座禅を組んだり瞑想《めいそう》したりした理由でもあります。

ところが「生かされている」ことに気付かないと、生き方が下手になってくるのですね。つまり、バランスが悪くなってくるのです。バランスが崩れると、いろいろな病気が起こり、調子が悪くなります。だからまず内と外のバランスを正すことが大事です。つまり仏様になることです。半眼状態の仏さまのような人が世の中に増えてくればいいですね。

忙しいと言う字は心を亡《ほろ》ぼすと書きます。心を亡ぼすとに忙しいのですから、逆にゆとりを持って、自分の内を見て、「生かされている」ということに気付くことが大切なのです。そしてゆとりができてくると、何が生まれるでしょうか？

不思議なことに感謝が生まれてくるのです。

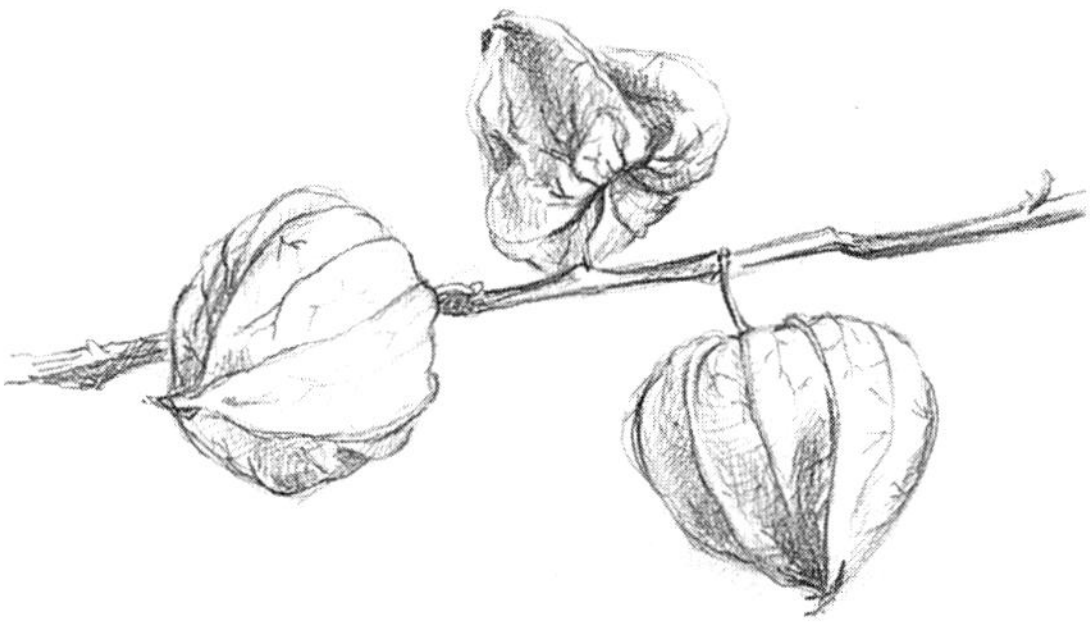

自分が変われば相手が変わる

人間関係で悩んでいる方はいませんか？

実は人間関係がストレスとなって心を病んでいる現代人は予想以上に多いものなのです。人間関係を制する人は人生の八割を制するという言葉もあるほどです。しかしながら、人間関係を上手に築くのは人生においては大変重要であるにもかかわらず、かなり困難な問題だと思います。

なぜなら、心の問題で悩んで来院される患者さんのほとんどが、突き詰めると人間関係の問題であるからです。それでは人間関係とは一体何でしょうか。

池見酉次郎先生は「人と人との間をつなぐことが出来てやっと人間になる。人と人との間《あいだ》が大事なんだ、この間がない人を間《ま》抜け人間という。そして、人と人の間をつなぐものを『愛』という」と、楽しく語っておられました。人と人をつなぐ交流（触れ合い）には愛が必要なんですね。

心身医学では人と人との間（交流）の研究を「交流分析」と呼んでいます。

交流分析で知っておいていただきたいことは、分かりやすく言いますと「過去と他人（自分以外の人）は変えられない、変えられるのは自分の心と行動のみ」ということです。したがって、触れ合いにおいては「相手を変えようとしないこと」が大切です。このことを知っているだけでも人間関係で無駄な努力をしなくなり、疲れなくなります。人を変えようとする思いが強ければ強いほど大変疲れるのです。

世の中には、相手を変えようとしている人があまりにも多いのではないでしょうか。交流分析の基本は「自分が変われば相手が変わる」ということです。このようなことを言いますと、「なぜ相手を変えようとしてはいけないのだ」「相手が悪いのに、どうして自分が変わらなくてはいけないのか」「自分が変わるのは損をする」という反論を受けることがよくあります。

皆さんはどのように考えますか。大変大事な問題ですのでー度じっくり考えてみられたらいかがでしょうか。

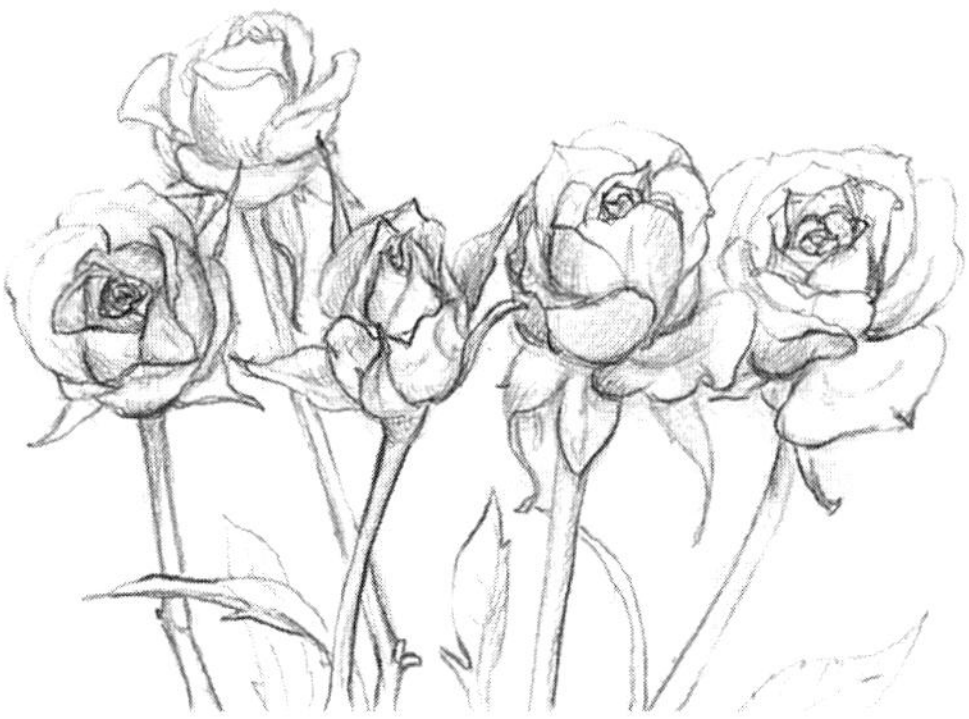

自分を愛し、人を愛する

さらに、人間関係について大切なことを語ってみたいと思います。

患者さんたちの中には自分を愛することを忘れて、人のため、社会のためにと一所懸命に頑張っておられる方が結構おられます。それぞれいい人で、優しい人が多いのですが、それだけ「いい人」がなぜ、心や体の病気をするのでしょうか。悪い人が病気をして、いい人が病気をしない世の中なら納得できるのにですね。

しかし、「憎まれっ子世にはばかる」のような言葉もありますね。一体どうなっているのでしょうか。あまりにも自己犠牲の上に、人のためと思って生きている患者さんに対して「あなたはもう少し自分を大事に、もう少し自分を愛しても良いのではないでしょうか」というふうに話しかけてみますと、大部分の人は涙を流されます。

また、人の為《ため》と書いて「偽《いつわり》」という字になりますね。一体どういうことでしょうか。実は、自分を愛することを忘れて人の為に行動することを「偽りの愛」あるいは「自己犠牲的愛」と呼んでいます。

忙し過ぎて、心身の病気をしている方は、まず自分を愛し、それから人を愛するという順序が大切なのです。健康は内から外の順序が大切なのです。また、「自分を愛することができない人は真に人を愛することはできない」といわれています。

愛の達人でもあったイエス・キリストは「自分を愛するがごとく、人を愛しなさい」と言われました。忙し過ぎて病気をする人は心を亡《ほろ》ぼして、自分を愛することを忘れているのではないでしょうか。人間関係の基本は愛ですが、その愛は自分を愛すること、そして人を愛するという順序が大切に思えて仕方がありません。

前回「自分が変われば、相手が変わる、周りが変わる」という交流分析の一端について触れましたが、実はまず最初に「自分の見方、感じ方、行動の仕方を変えることが健康的に生きる基本だ」ということを皆さんにお伝えしたかったのです。相手を変えることではなくてですね！

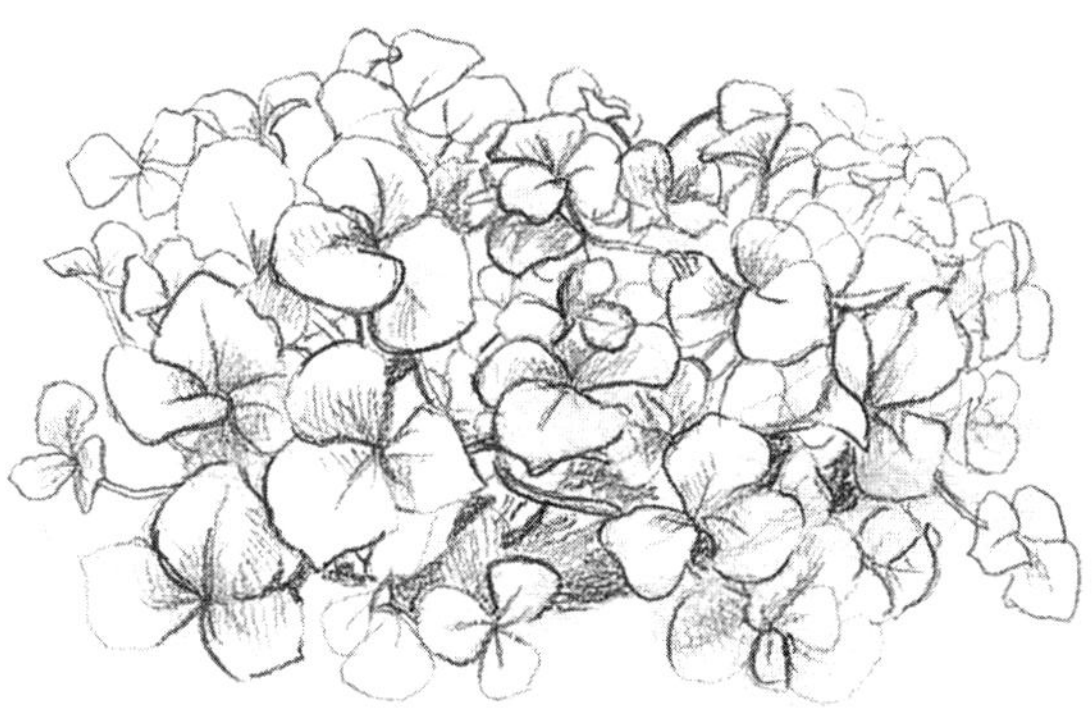

触れ合い上手は笑顔から

お金を失うのは人生の一部を失うことであり、友を失うのは人生の大部分を失い、希望を失うのは人生のすべてを失う

という言葉があります。また大往生の条件の一つに「愛され惜しまれながら旅立つ」があります。友を失わずに、相手から愛されるための人間関係はどのようなものであったらいいのでしょうか?

良い言葉を相手にかけることが、最も相手から愛されることだと思われるかもしれませんが、実はまず相手に与える好印象が大切だという報告があるのです。しかも好印象を与え、良い触れ合いをするには順序があるようです。それは好印象の約八〇%が顔の表情であり〝笑顔〟なのです。

ある患者さんが元気になられて「レストランに就職したいのだが、面接があり、採用になるかどうか不安です」と私に相談されたので、「もう病気の方は大丈夫ですよ。面接の場合は第一印象が決

め手になりますので、とにかく笑顔を忘れないでそのお店に行ってください」と簡単なアドバイスをしました。

その後、面接が終わって「採用になった」という連絡が入りましたが、何と面接前に採用が決まっていたというのです。お店の店長さんが、その人が店に入ってきたときの笑顔が気に入って面接前に採用を決めていたそうです。それほど触れ合いには第一印象が大切なのです。

やはり、毎日鏡に向かって笑顔の研究などをされてはいかがでしょうか。人生の大部分を決定するかもしれませんよ。また、大往生の条件を満足するための第一歩かもしれませんよ。

そして、笑うことは医学的にも笑いの療法という言葉があり、免疫力を高めて、ガン予防などにも役立つことが証明されているのです。

「笑顔から笑いへ」。声を出して笑うことがさらに呼吸法にもなり、笑いと呼吸法の併用療法にもなり、効果的な健康法となるでしょう。

「一日一生」という言葉があります。これは一日を一生と思って過ごすと人生が充実しますよ、という意味ですが、これを「一日一笑」と置き換えると、さらに楽しく人生を過ごせますね。

言うより聞け、聞くより聴け

人間関係をよくするには笑顔の研究をまず行い、次に聞き方の研究を行い、聞き上手になったら言い方が上手になるよう練習することが大切と考えています。

そうすることが人生を上手に生きるためのコツと思われるからです。今回は聞き上手になるためのポイントとして、傾聴法を中心に述べてみたいと思います。

人間には耳が二つあり、口が一つあります。これは「口で言うことの二倍聞きなさい」という意味だそうです。人生においてこの世にオギャーと誕生する前の胎児のときに五感で発達しているのは触覚の次に聴覚です。

つまり、赤ちゃん（胎児）はお母さんのおなかにいるときから聴覚が発達し、外界の音を聞いて育っているのです。

出産前にある妊婦が、毎日「アンパンマン」の歌を歌っていました。そして出産後、約一年ぐらいたって赤ちゃんがぐずってなかなか泣きやまなかったことがあったそうです。そのときに「アンパンマン」の歌を思い出して、ふと歌ってみたそうです。そうしたら驚いたことに赤ちゃんがピタッと泣きやんだそうです。赤ちゃんはその歌をはっきり覚えていたのです。

また、人が死を迎える臨終の際は最後まで残る感覚が聴覚だといわれています。意識不明の人に話しかけていますと、意識が戻ったときに話しかけた言葉を記憶していることがよくあるのです。つまり、人生の中で聴覚は人間にとって非常に大切な感覚なのです。

そのような大切な聴覚、つまり「聴く」という行為はどのようにあったらいいのでしょうか。

傾聴法からみますと、

①うなずいて聞く

②相手の言葉をおうむ返しで聞く

③相手の言葉の中の「感情の部分」を特におうむ返しして聞く

④相手の言葉の中にはない言外の思いを察知して聞く

⑤相手の話が長いときは時々確認のためにそれをまとめて伺ってみる

――などです。

簡単なところから始めてはいかがでしょうか。とにかく人の話は「心を傾けて聞く」すなわち「聴く」ことが大切なのです。

長寿への道

――ヘルスアート医療へ

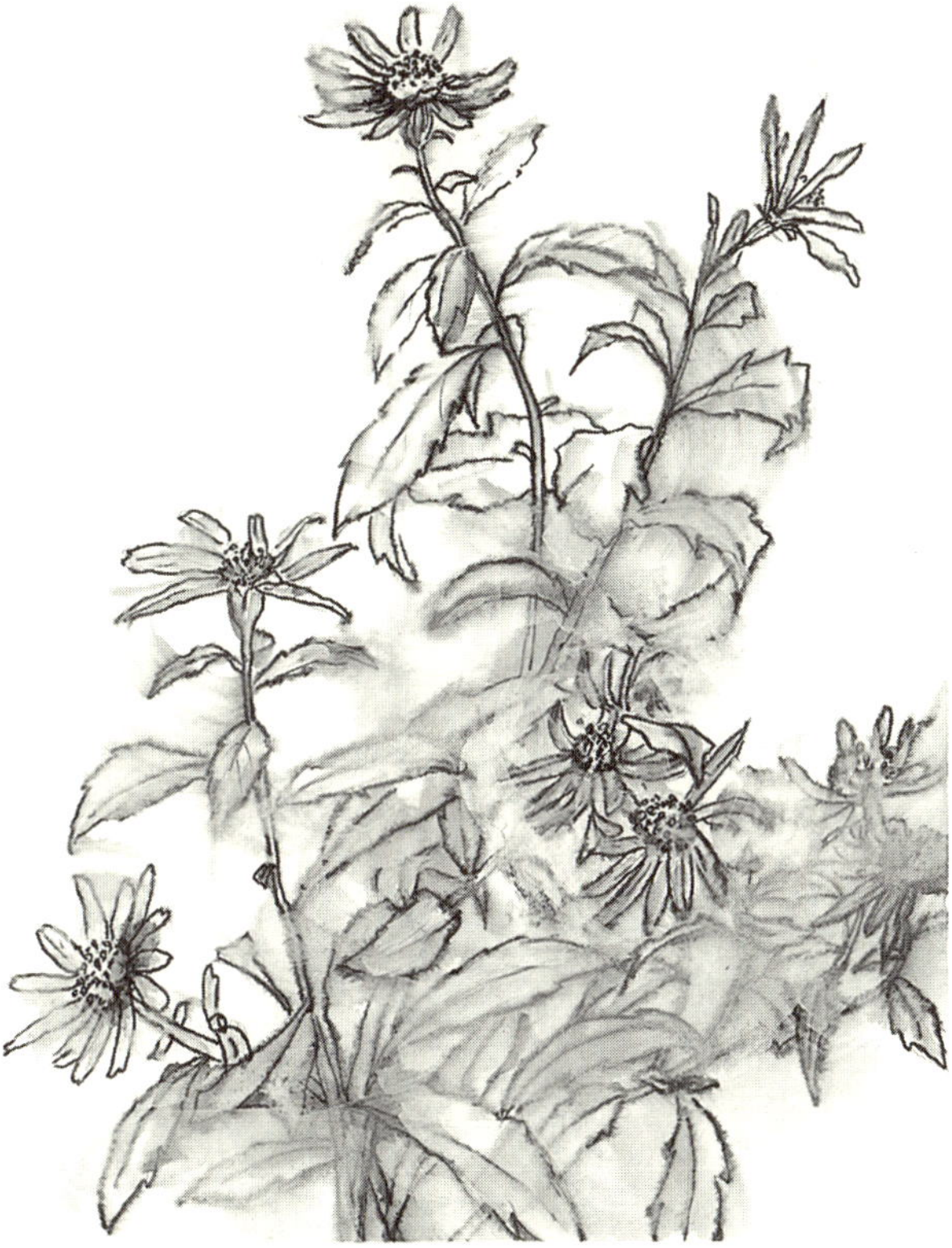

「腹六分」で健康長寿を

最近の医学の発達により、いろいろな病気による寝たきりや認知症などもなく、健康で長生きをすることが可能になってきました。このような長生きを健康長寿といいます。そして、このような健康長寿を研究する医学を「抗加齢医学」といい、病気をしないで長生きをすることを目的にした予防医療を「抗加齢医療」といいます。

それでは健康長寿を目指すにはどのような注意と努力をしたらいいのでしょうか。

健康長寿のためには、大きく分けると三つの努力目標が必要だと思います。一つは食べ物と排泄《はいせつ》、二つ目は運動と休息、三つ目は心と魂（スピリチュアル）の問題です。

今回は食べ物について簡単な注意事項を述べたいと思います。

健康長寿といえば沖縄県が大変参考になります。二〇〇三年九月に熊本で開催した「健康幸福講座」（現在「ヘルスアート生きがい講座」と改称し二三五回を超えている）で、琉球大学医学部精神衛生学教授の石津宏先生が健康長寿の話を、医学的分析に基づいて講演してくださいました。

一九九五年、沖縄県はＷＨＯの事務総長を迎えて「世界長寿地域宣言」を行ったそうです。沖縄がなぜ、世界一の長寿地域なのか講演の中から食べ物の話の部分だけを抜粋して、簡単に述べてみましょう。

沖縄県は栄養学の研究から、優れた食生活が存在することが明らかになったそうです。

それは、

▽塩分摂取が少ない

▽豆腐やみそ類が多い

▽余分な油分を抜いた豚肉など良質な高タンパクを多く摂取している

▽緑黄色野菜や魚介類の摂取が多い

▽モズクなどの海藻類やゴーヤなど野菜の摂取が多い

▽ビタミンや繊維質に富んだイモ類をよく食べること

――などからでした。

最後に食べ物で最も忘れていけないこと、それは、腹六分で食べ過ぎないことです。食べ過ぎは早く死に、腹六分は長く生きることが分かっているのです。

長生きは軽い運動から

健康に過ごすために運動が必要なことは言うまでもありませんが、運動と長寿の関係はどのようになっているのでしょうか？

健康で長生きするための医学会である抗加齢医学会では、人の老化現象は酸化ストレス（いわゆるサビ）の程度で決まるといわれています。

実は人の体もサビついてくるのです。例えばリンゴの皮をむきますと黄色くなってきますが、あれは酸化しているわけで、いわゆる「サビついている」のです。したがって、人の体はサビつくことによって老化し、肉体の死に至るわけです。

また、日本人の死因の第一位であるガンも酸化ストレスと密

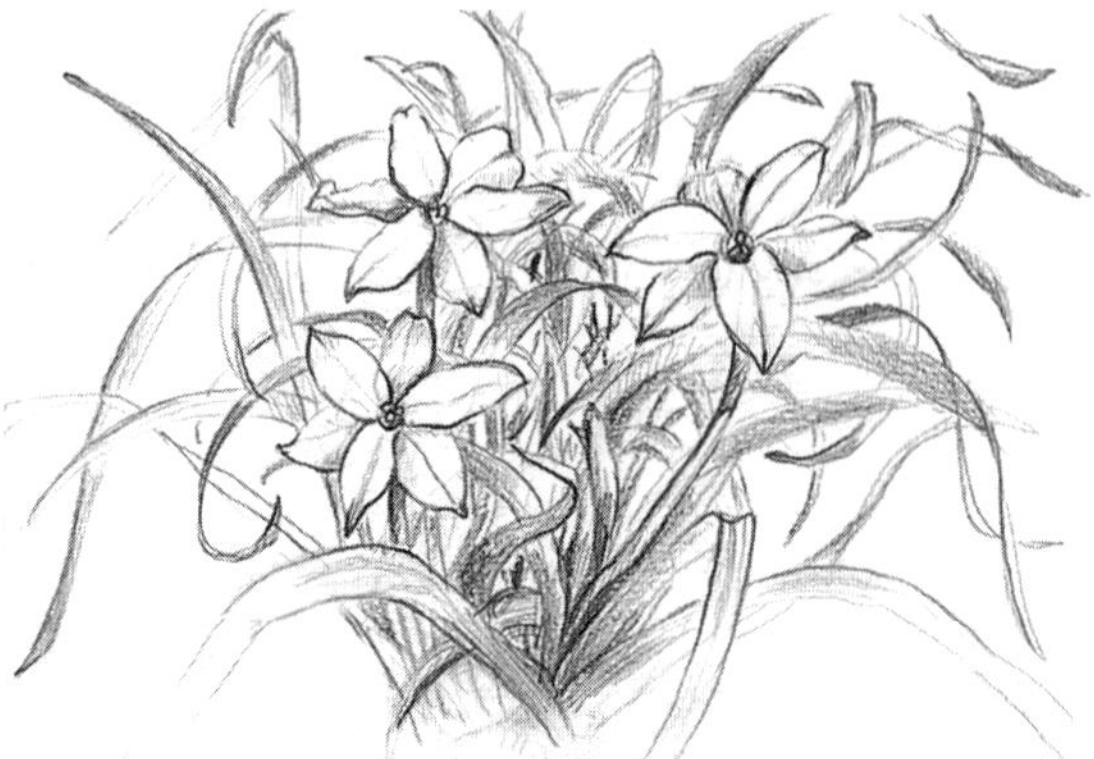

接な関係があるのです。それでは運動とサビの関係はどのようになっているのでしょうか？

あまり世間には知られていないことですが、軽い運動ではほとんど体はサビつきませんが、激しい運動になりますとサビが多くなることが証明されているのです。また、紫外線を浴びる時間が長いほどサビつくことが分かっていますので、戸外で激しいスポーツなどをする場合は十分注意していただきたいと思います。

外国ではスポーツ選手が定期的にサビついているか否かの検査を行いながら、スポーツを行っているところも増えつつあるそうです。

抗加齢医学会などの発表によると、運動を全くしない人は長生きし難く、次いで激しい運動をする人も長生きし難く、最も長生きする人は、軽い運動を継続している人でした。

そういえば聖路加国際病院の日野原重明先生が八十代のころ、熊本でお会いしたときは全くエレベーターを使わず階段を上り下りしていましたし、九州大学心療内科の初代教授、池見西次郎《いけみゆうじろう》先生も調息、調身の健康法として日本で生まれた体操「自彊術《じきょうじゅつ》」を毎日のようにしておられました。

私も両先生に及ばずながら、出来るだけ階段を使用し、自彊術を続けているところです。皆さまも、できる範囲で簡単な運動から始められたらいかがでしょうか。

長寿のための四つの心

長寿のためにはどのような心が必要でしょうか？

少なくとも以下のような四つの心が必要だと考えられます。

一つ目は「『体は老いても心は老いない』ことを信じる心」です。実際に体は年齢とともに老いていきますが、心は決して老いないのです。しかし、心も体とともに老いると思っている人が多いようです。

二つ目は「創《はじ》める心」です。これは聖路加国際病院の日野原重明先生がよく言われていますが、人は高齢者になっても常に「創める心」が大切であるということです。「始める」ではなくて、創造するという意味がある「創める」としているところに注目してください。創造は、脳の前頭葉の働きです。

三つ目は「生涯現役の心」です。これは仕事のことだけではなく、生涯にわたって懸命に取り組む心と、取り組む何かを持つことが大切だということです。言い換えれば、一生、何かを表現し続けている自己でありたいと思う心が大切だということです。

四つ目は「不足より知足《ちそく》の心」です。「不足」とは足りないという心ですね。愚痴や不平不満、ぼやきなど、満たされない心です。

「一つかなえばまた二つ、三つ四つ五つ、むつかしの世や」という言葉があります。世の中には欲深い人たちが多く、一つかなえば、次も次もと限りない欲望で終わりがなく、足りない（不足の）状態が永遠に続くのです。これを断ち切るのは難しいですね。

しかし、考え方を変えて、足りている部分を見ていけば、新しい世界が広がるんですね。足るを知る、すなわち、「知足」の心が大切なのです。

「足るを知るものは身貧しくとも心富む」という言葉もあります。この知足の心は幸せへの第一歩ではないでしょうか。この知足の心、俗に言えば感謝の心は、健康にも非常に関係することが分かってきたのです。

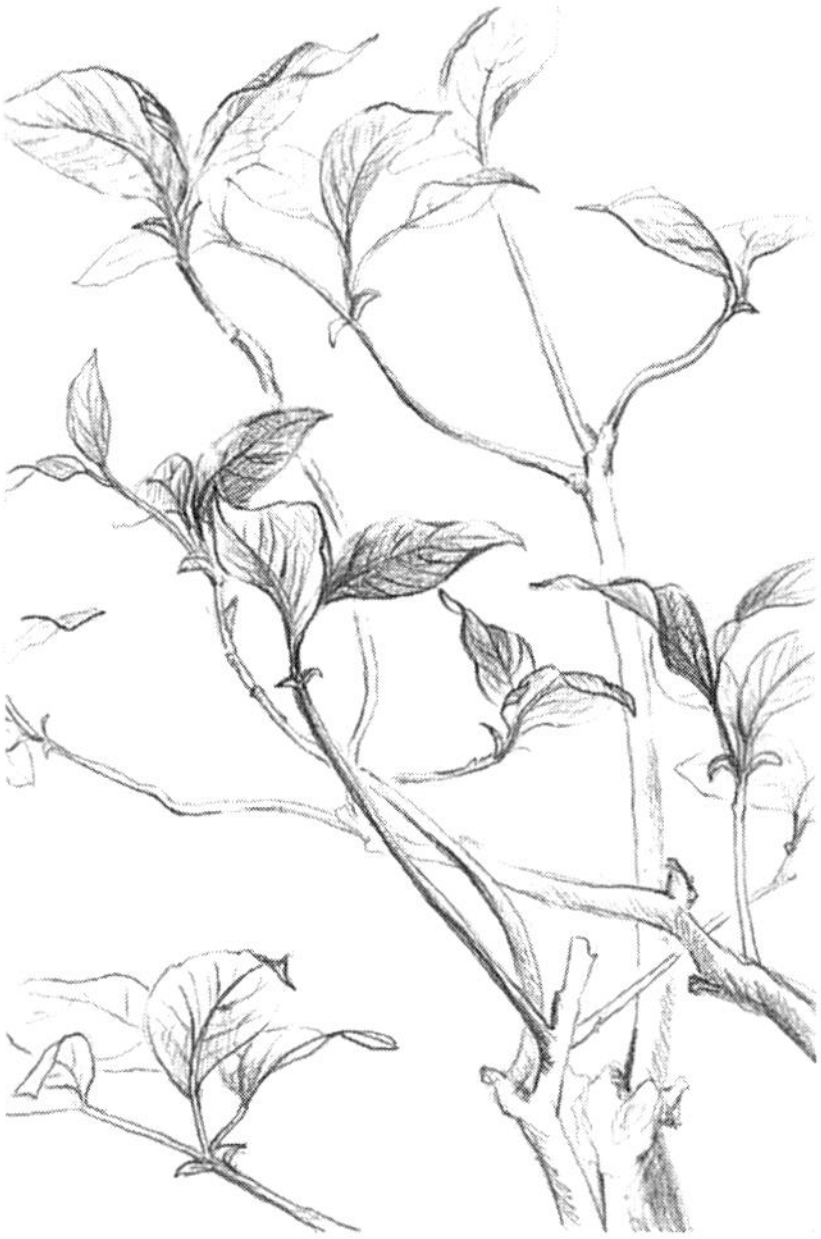

生かされながら生きる

前に「体は老いても心は老いない」と書きましたが、もう少し説明を加えたいと思います。程度の差はありますが、齢《よわい》を重ねると身体は必ず老化していきます。このような現象はやむを得ませんが、それに比べて心の方は努力次第で決して老いることはないといわれています。

高齢でも、いつまでも若々しく希望に満ちた考え方をする方がおられますが、そういう方にお会いしますと、本当に心は老いないと感じることがよくありますね。一方で、残念ながら心が老化していると思われる人もおられますね。

それは、恐らくは心の出先機関としての脳の働きによるものではないかと思われるのです。なぜなら、脳の働きが整ってきたときには、心が老いたと思われる状態（ぼけ症状など）が治り、再び若々しい気持ちで生きることができるからです。つまりぼけることなく生き生きと生活をしている人は「脳の働きに沿った生き方をしている」ということになります。

以前も沖縄の話をしましたが、沖縄には百歳以上の長寿の人が多いという調査結果があります。

特徴として、腰が曲がっていない立ち腰の人、自立心のある人、先祖崇拝の習慣による感謝の旺盛な人、生涯現役で働いている人、食べ物の好き嫌いが少ない人などが多いことからも、沖縄の長寿の人たちは脳の働きに沿った生き方をしていると推察されるのです。

脳の働きに沿った生き方とは以下の通りです。

①脳の使い方が偏っていない。

②脳が疲れていない。

③右脳と左脳のバランスが良い。

④生かされながら、たくましく、うまく、よく生きる「健康芸術的」な生き方をしている。

つまり、感性をつかさどる右脳で「生かされ」、言語や計算をつかさどる左脳で「生きる」ことが脳の働きに沿った生き方であり、ぼけない生き方でもあるのです。

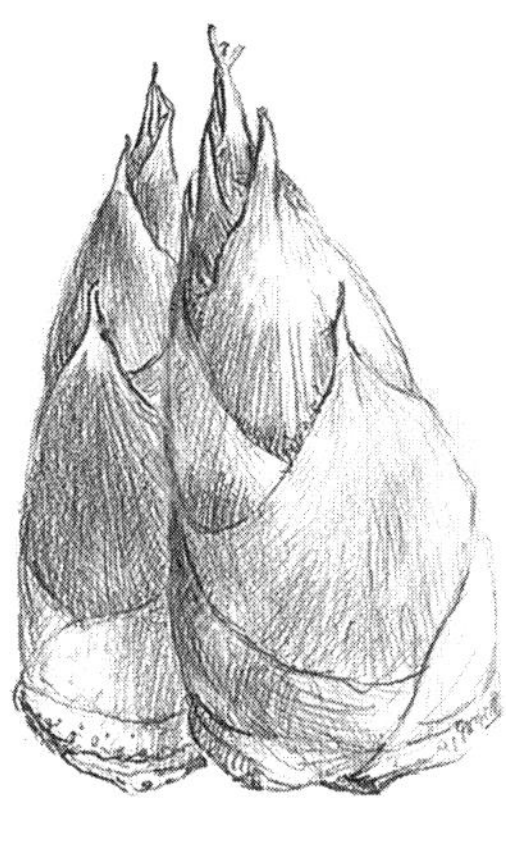

「愛され感」で心に安らぎ

自分を愛する心や感謝の気持ちが、健康への入り口を探すのにとても重要ということは、今までにも書きました。自分を愛し、感謝の気持ちを抱くには「心の安らぎ」が前提だと思います。それではどうすれば心が安らぐのでしょうか。

米国の精神科医ジェラルド・G・ジャンポルスキーの『やすらぎセラピー　愛はすべてを救う』（春秋社）という本があります。このタイトルは日本人が訳したのですが、原題を直訳すると「愛が答え」となります。そこにはこんな文章がつづられています。

「どんな問いにも愛がその答えだ。どんな問題にも愛がその答えだ。どんな病気にも愛がその答えだ。どんな痛みにも愛がその答えだ。どんな恐れにも愛がその答えだ。いつでも愛がその答えだ。なぜなら愛こそがすべてだからだ」

愛を中心に考えると、興味深いことが見えてきます。多くの場合、病気のときには愛の失敗例が発見されます。そのため人間関係における愛のトラブルを解決すると、病気が癒やされていくことがあります。逆に「自分は誰にも愛されていない」と孤独感を感じている人は、劣等感や嫉妬《しっと》心からなかなか心に安らぎを見いだせません。

でも私は、たとえ自分を愛してくれる人は全くいないと思い込んで育った患者さんでも、「愛され感」をもつことはできると思います。幼い頃に親に捨てられても、育つに従って周囲の人たちに愛され今の自分があると気付いた人はたくさんいるのです。心に安らぎを得て、そうして自分を愛し、周囲に感謝する気持ちがわき起こるのです。

前に紹介した呼吸法なども活用しながら心に安らぎを持つことができれば、健康のとびらも容易に開くのではないでしょうか。

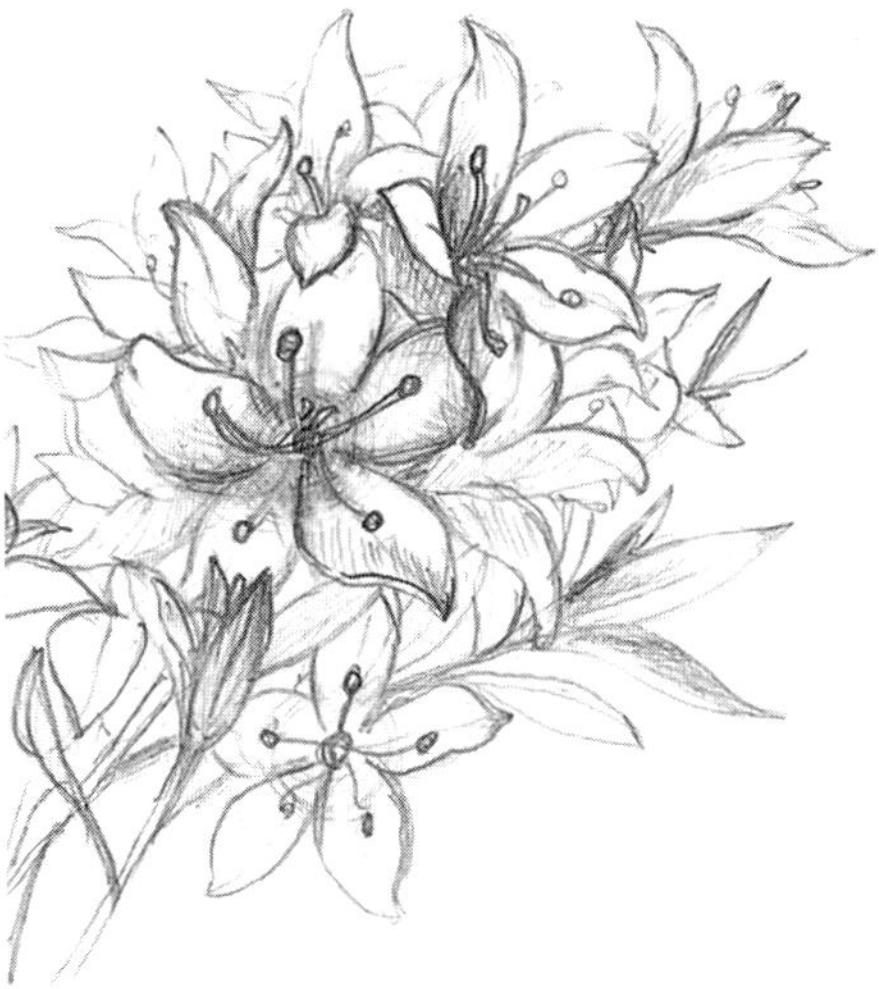

病気と心は切り離せない

二〇〇七年五月二十四、二十五両日に、九州大医学部心療内科の久保千春教授が会長を務める日本心身医学会総会が福岡市で開かれました。大切な話がたくさんありましたが、今回はほんの一部を抜粋して皆さんにお伝えしたいと思います。

今回特に印象に残ったのは久保先生の講演でした。日本の心身医学のパイオニア的存在の故池見酉次郎九州大初代心療内科教授が生前に「心身医学はいずれも必要、なくなるから絶対に必要である」ということを話されていた、というのです。未来を達観された深い言葉にびっくりし、感銘を受けました。

医療は身体中心だった当時において、心が体に影響を及ぼすことを考慮した医療の必要性を痛感された池見先生が「心身医学は絶対に必要である」と言われたのはよく分かると思います。でも、「なくなるから絶対に必要」の意味は分かりにくいかもしれませんね。

今では医療において心の健康が大切であることはかなり周知されてきましたが、身体に偏った西洋医学が中心の当時では、心の問題に触れることはタブーでもあり、画期的でもあったと思います。大変勇気がいることだったと思われます。

しかし、次第に心の大切さが指摘され、ほぼ全科にわたり心身医学が必要であると説かれるまでになってきました。このままいくと、身体疾患や健康に心が関与するのは当たり前の時代がきっとくることでしょう。

心身医学が習慣として全科に広がると、特別に「心身医学」と言わなくてもよくなりますね。将来は心身医学という言葉さえなくなることもあり得るのです。

したがって「心身医学は将来なくなるが、それまでは心身医学は絶対に必要だ」と池見酉先生は達観されたのだと思います。

病気と心は切り離せない、という考え方が当たり前の時代が早く到来することを願ってやみません。

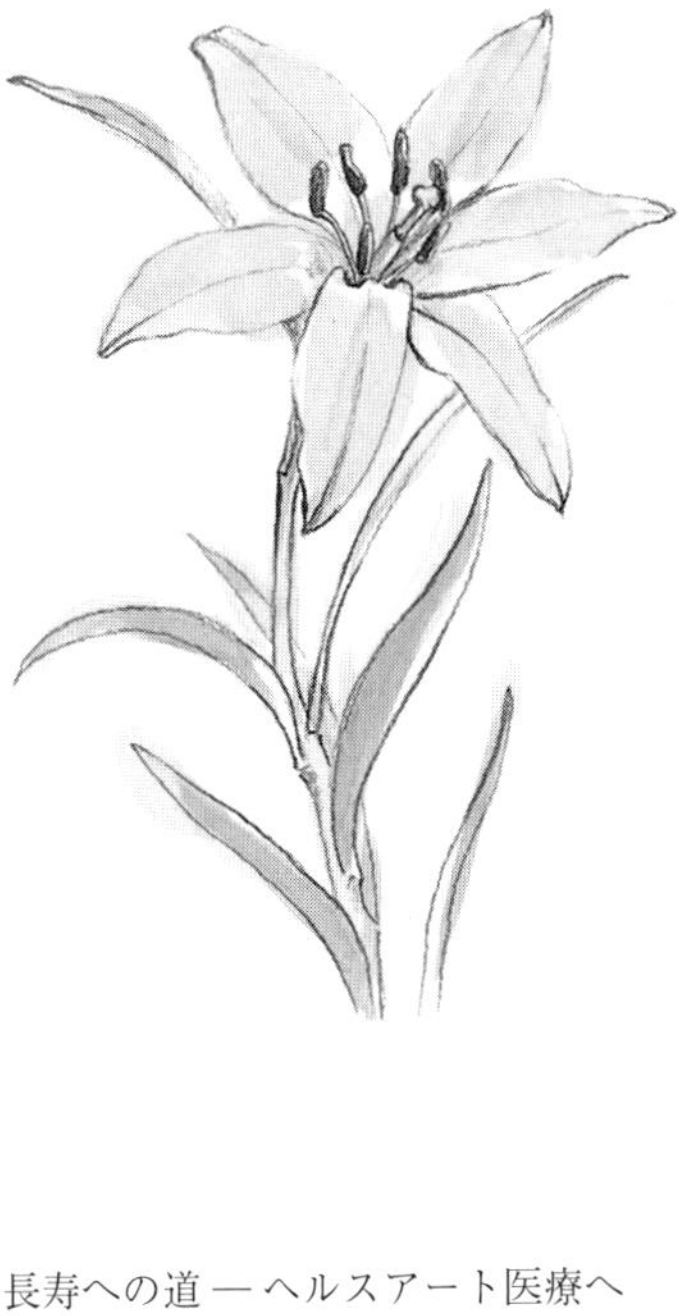

西洋医学一辺倒ではなく

皆さんは西洋医学以外にどのような医療をご存知でしょうか。漢方、お灸《きゅう》、気功、アロマ……。これらすべての民間療法を総称して「代替医療」と呼びます。

今や世界は、従来の西洋医学一辺倒の時代から、代替医療や、西洋医学と代替医療を合わせた「統合医療」の時代になっています。

日本は西洋医学への依存度は依然高いのですが、米国やフランス、ドイツでは、西洋医学より代替医療による治療の方が主流になりつつあります。米国は代替医療の研究に膨大な予算を投じるなど、国家的な取り組みも進んでいます。

二〇〇七年五月に福岡市で開催された日本心身医学会総会では、アリゾナ大のアンドリュー・ワイル教授の講演がありました。長い間、代替医療の研究に取り組んできたワイル教授は、「代替」という言葉に象徴された、西洋医学に〝代わる〟医療ではなく、西洋医学とは切り離した全く別の医療が必要だと強調されていました。世界各国の医療の変遷についても話されました。一方、感情を表現する犬型ロボット「ＡＩＢＯ」開発者として知られる天外《てんげ》伺朗《しろう》先生も講演され、「人々の意識の成長や進化を医療者がサポートすることが大切だ」と抜本的な医療改革の必要性を力説されました。

私は二十四年前から心身医学を婦人科の一般診療で応用しています。その中で必要に応じて呼吸法や、健康体操の「自彊術」、お手玉などを活用した代替医療を取り入れてきました。

私の軸足は、九州大医学部心療内科の故池見酉次郎教授の考案されたヘルスアート（健康芸術）にあります。私はヘルスアートを外来診療で実践できないかと考えて、患者さんがやりやすいように長年試行を重ねてきました。

こうしたヘルスアート医療はワイル先生や天外先生の理念に相通じるのではないかと、この学会に参加して心強く感じました。

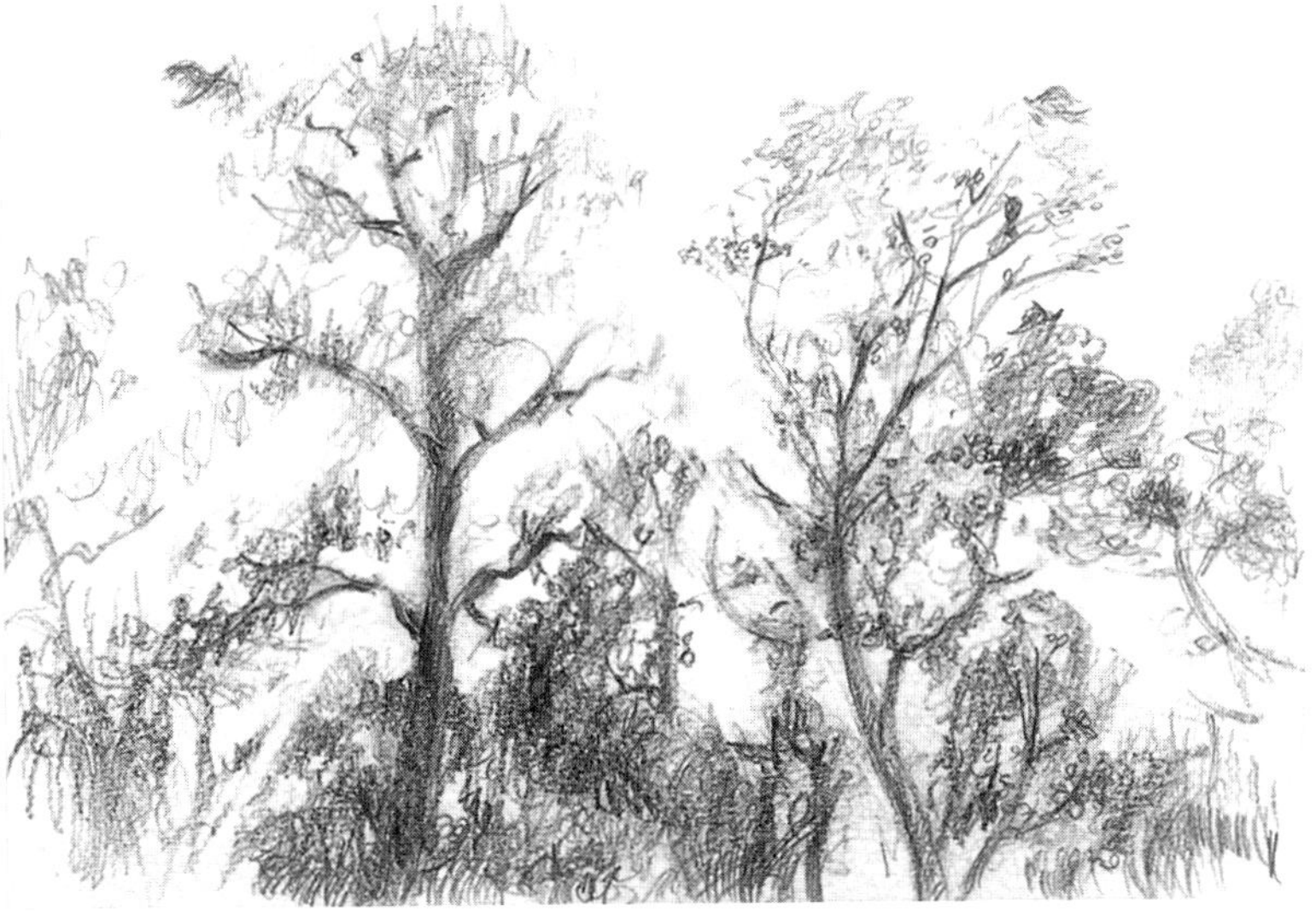

ヘルスアート医療の展開

私が取り組んでいます「ヘルスアート（健康芸術）」という療法の基本について、簡単に述べたいと思います。

ヘルスアートは、九州大心療内科の故池見酉次郎初代教授が考案された造語です。池見先生は、投薬とカウンセリングなどによる治療に限界を感じていたところ、ご自身の奥様が自彊術と日本舞踊に取り組まれるようになって病気が癒えていったことに着目しました。

呼吸を整える「調息」、姿勢や体のバランスを整える「調身」、そして芸術活動に取り組むことで、創造性を司る前頭葉を活性化させる。これら一連の流れ（調脳）が心身の健康に効果があると考え、これをヘルスアートと名付けたのです。池見先生が「脳を整えることを最優先すべし」と言われていたのは、「心だけを治そうとするより、心と体の出会いの場である脳を整えよ」という意味です。

それではヘルスアートの基本である脳を整えるには、どのような具体的作業が必要なのでしょうか。

私のクリニックでは、外来のお年寄りもやりやすいように、呼吸法、ひざの上げ下げ、お手玉という三つの作業を続けて行う「お手玉療法」を採り入れてきました。人によっては太極拳でもヨガでもいいのです。ただ調息、調身、芸術の流れを重視して定期的に行わなければなりません。その点が一般的な芸術療法や気功法と異なるのです。

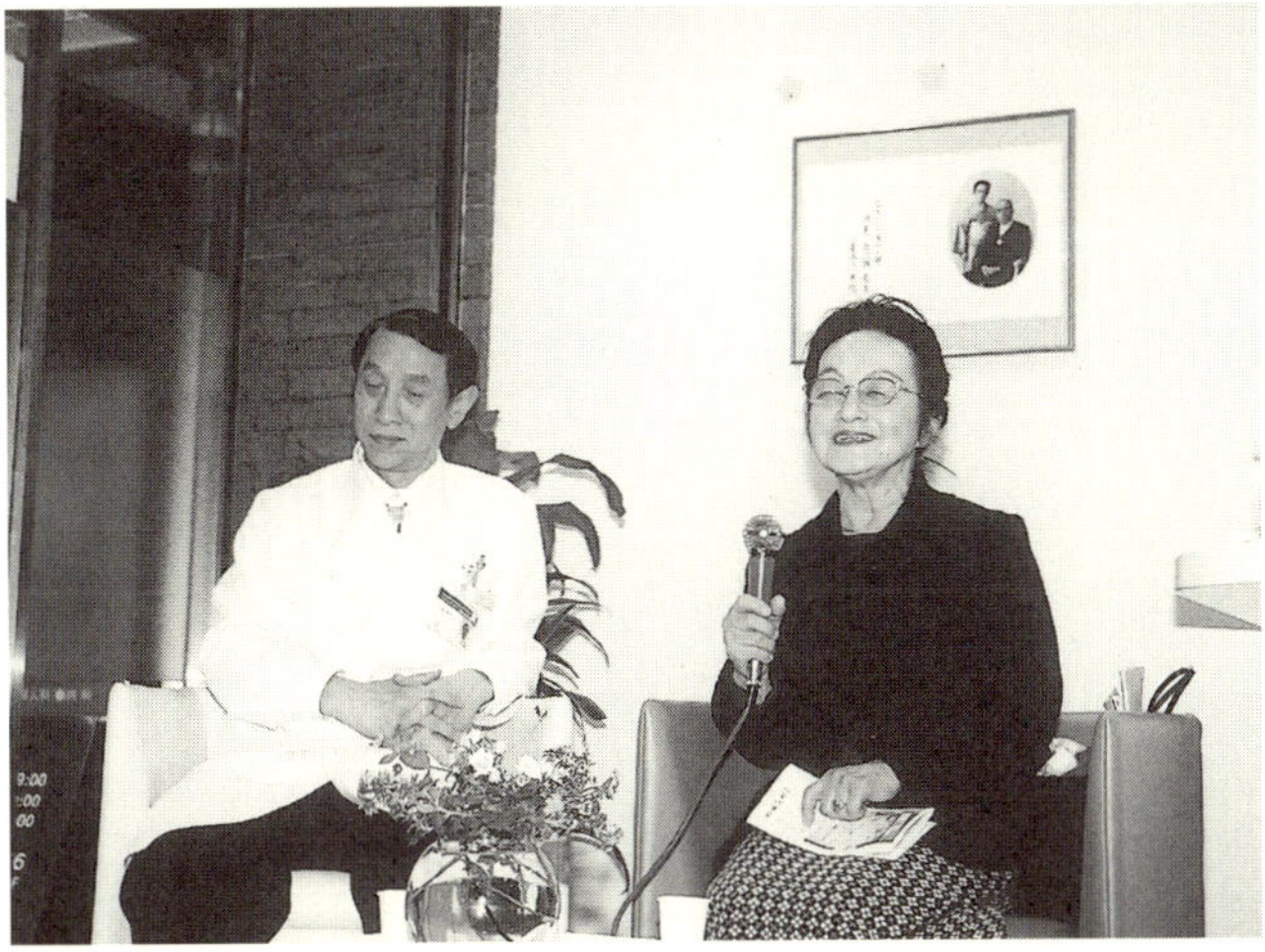
池見夫人葉満代さんと著者。「ヘルスアートクリニックくまもと」にて

私がお手玉療法を採り入れて約十年になりますが、姿勢が良くなったり、笑顔が増えたり、集中力が増したりと、患者さんに改善の傾向が見られました。

それを受けて、お手玉療法の効果についての共同研究を鹿児島大医学部と実施。二〇〇五年八月には神戸市で開かれた第十八回世界心身医学会で、「不安障害の患者たちのうつや不安の程度が有意に改善した」との結果を発表し、二〇〇七年三月には学会の英文誌にその内容が掲載されたのです。

ヘルスアートは今、少しずつ広がりを見せています。

お手玉で「今」を取り戻す

皆さんはお手玉といえば、昔遊びを連想されるでしょう。でも最近になって、お手玉は「今を取り戻す」ことができ、健康効果も期待できることが分かってきました。では今を取り戻す、とはどういうことでしょう。

私は約十年前、診療中に不思議なことに気付きました。更年期障害などの不定愁訴の患者さんや心身症の患者さんは、「今がない人」が多いのです。患者さんの心が過去や未来に飛んでしまって、今に集中できない。いわゆる自己不在の状態です。したがって、私がいくら病気や治療の説明をしてもほとんど聴けず、理解できないのです。

私が両手でかしわ手を打って大きな音をたてると、はっとされて「えっ何ですか?」と反応されるので、「私が今言ったことを聴いていましたか?」と尋ねると「いいえ、何のことですか?」という会話になるのです。

人は「今」にしか生きられない。今がなければむなしい人生を歩まざるを得ないのです。人以外の動物はしっかりと今に生きています。人の方が他の動物より「今に生きる」ことが劣っているのはなぜでしょう。

現代人の「動物脳」がほかの動物の脳ほど整っていないうえに、認知症やうつなどのために「人間脳」が不調で、今を生きることが妨げられていると推察できます。

私はある時、診療に来られた患者さんにお手玉をしてもらいました。患者さんは上下するお手玉を目で追い、落とさずに受止めようと必死でした。患者さんは「今」起きていることを認識しようと努め、いい傾向がみられたのです。

投薬治療やカウンセリングだけでは、治癒までに大変、時間がかかるなどの課題を感じていました。そこで私は、うつや認知症などを改善するにはお手玉が効果的なのではないかと考え、一つの治療方法として活用するようにしたのです。

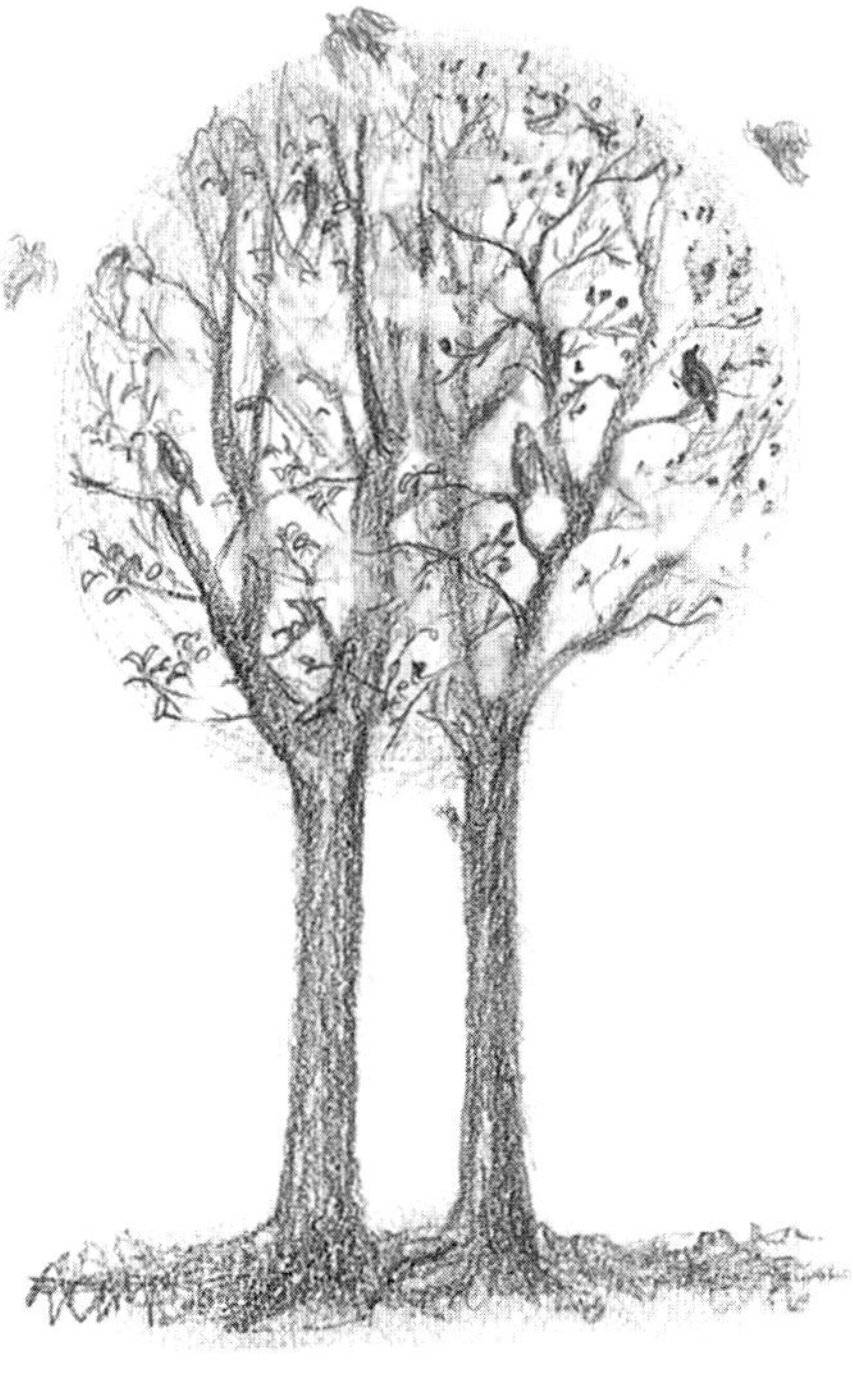

どこでもできる「治療法」

お手玉は「今」を取り戻し、集中力を高めるということを前回述べましたが、ほかにもたくさんの効能があります。今回はお手玉の魅力と医学的効果について述べたいと思います。

お手玉の特徴は、

①費用がかからない、②高齢者や子どもが使っても安全、③いつでもできる、④入院中のベッドの上でも屋外でもできる、⑤誰でも（手の不自由な方でも工夫して）できる、⑥世代を超えて誰とでもできる、⑦立っても座ったままでもできる。

以上のように、お手玉は遊びや健康増進の道具としては理想的条件を満たしているのです。そのほかにもスポーツとして腕前を競ったり、空間芸術の道具となったり、振り付けをして踊ったりといった幅広い楽しみ方があるのです。このようなお手玉による芸術を、私は「ヘルスアートお手玉」と呼んでいます。

またお手玉は、

①五感（触覚、視覚、聴覚、嗅覚《きゅうかく》など）を通じ脳を活性化
②姿勢が良くなる
③集中力を高める
④左右の脳のバランスを保つ
⑤笑顔が出る
⑥リズム感を高める
⑦創意工夫の楽しさがある

と、心身両面での効果が期待できます。こうしたことから、鹿児島大病院や私のクリニックで、治療の一手法としてお手玉を使ってきました。

今のところ、お手玉療法によって一定の改善が見られた症状や疾患に、更年期障害や各種の痛み、不安・うつ状態、ＰＴＳＤ（心的外傷後障害）、認知症予防、視力向上、失感情症などがあります。これらの効果の一部は、世界心身医学会で発表したり、国内外の学会誌に論文掲載したりしてきました。

どこでもだれでも手軽にできるお手玉。もっと治療の現場に広がり、現代病に苦しむ子どもからお年寄りまで、一人でも多くの人々の心の救済や健康増進に役立てばうれしいです。

ピンピンコロリを目指すには

二〇〇七年七月下旬、京都市で開催された第七回日本抗加齢医学会に参加しました。そこからの報告です。

抗加齢は健やかに老化するという意味。いわゆる健康長寿のためにはどうすればいいかを考える医学会です。会員数も年々増加しているように、「ピンピンコロリ」（ピンピン元気に生きてコロリと逝《ゆ》く）を望む人たちには、とても興味深い学会といえるでしょう。

日本の医療費が膨らむ一方、肥満症の人はますます増加しています。生活習慣の悪化が高血糖、高血圧、高脂血症などのいわゆる「メタボリック症候群」を引き起こしていることは皆さんもご存知だと思います。

最も長寿県といわれていた沖縄県が最近になって二十六位に急落したのもジャンクフードの過剰摂取と、車社会による運動不足が原因とのこと。

日本で肥満症の人は約二三〇〇万人、高血圧患者は約三五〇〇万人、糖尿病は約七四〇万人といわれます。また世界における死因の約六〇％がこれらの肥満が関連した疾病だというから驚きです。肥満の指標となる「ＢＭＩ」〈体重（キログラム）÷身長（メートル）÷身長（メートル）〉が二五以上の人の割合を県別でみると、一番高いのはやはり沖縄県なのです。次いで北海道、徳島県となっています。

もっと言うと、日本で介護を受けている人は約三三〇万人いるそうですが、一番多い原因は心筋《しんきん》梗塞《こうそく》などの心血管系疾患で、二番が骨粗鬆症《こつそしょうしょう》によるもの。寝たきり介護に限定すると、一番が脳卒中など脳血管系疾患で、二番が骨折によるものとのことでした。いずれも生活習慣と無関係ではありません。

要するに、介護のいらない元気な老後を送るためにはメタボリック症候群と骨粗鬆症の対策が欠かせないのです。そのためには若いうちから食生活に気を付け、適度な運動を続ける必要があるのです。

病気になって慌てて病院に行く「お任せ医療」の時代から、自分の体は自分で守る予防医療の時代に変わってきているのです。

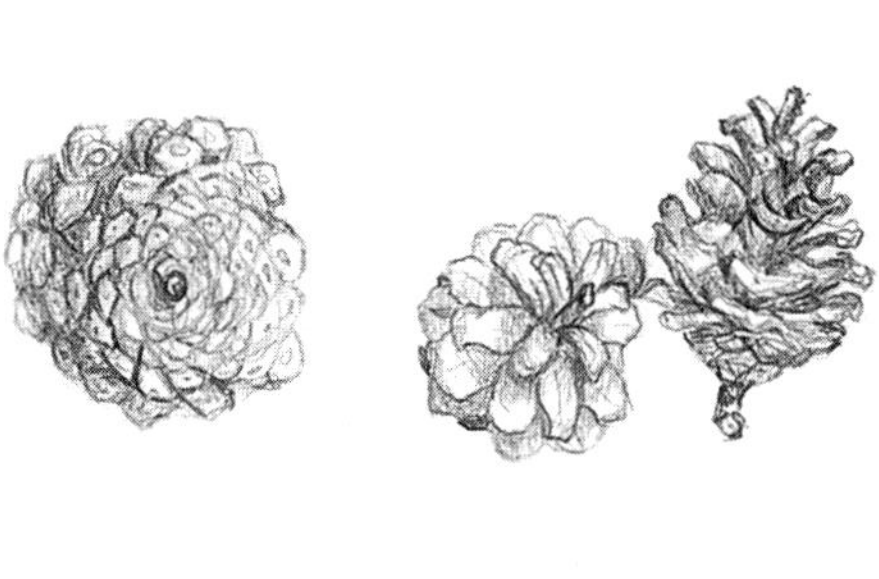

生活環境がいかに大切か

日本人の最大の死因、がん。七月下旬に参加した抗加齢医学会では、中でも、男性高齢者の間で増えている前立腺がんについての報告が目を引きました。

前立腺がんは、肺がんなどと比べて、危機感をもつ日本人が少ないように思います。でも米国では男性のがんの三分の一を占め、最も多いというから驚きです。日本でも前立腺がんが最多となる日がやがてくるでしょう。

前立腺がんは初期の自覚症状が少なく、早期発見が難しい病気とされています。前立腺がんの疑いはあるが、経過を見ている患者さんが、日本に約百万人いるとのことでした。

したがって予備軍も多いと予想されるので、男性陣は要注意。予防に力を入れる必要があるでしょう。これについては、みそやしょうゆなどの大豆食品、トマト、お茶などが前立腺がん予防に効果が望めるとの発表がありました。

もうひとつ、元気な老後を送るために欠かせない「脳の健康」についての発表も興味を引きました。

情報処理や記憶をつかさどる「海馬」は、軽運動（早歩きなど）の方が活性化されやすい。体温調節や食欲、睡眠、代謝などをつかさどる「視床下部」は、激し過ぎない中強度運動（ジョギングなど）の方が活性化されやすい。少なくとも軽運動を続ければ「脳フィットネス」（脳の健康）が高まるとのことでした。

軽運動を六週間続けたら、判断力などの認知機能が向上したという報告もありました。

また、治らないと思われているアルツハイマー病。食生活と運動、周囲の環境次第で、予防や症状の軽減につながるかもしれない、という朗報もありました。あくまでネズミによる動物実験の段階ですが、ネズミにとって快適な環境を整えてやると、アルツハイマー病で増える脳内の「老人斑」が減少したそうです。

体の健康と脳の健康は、生活環境と無関係ではないことを示しています。

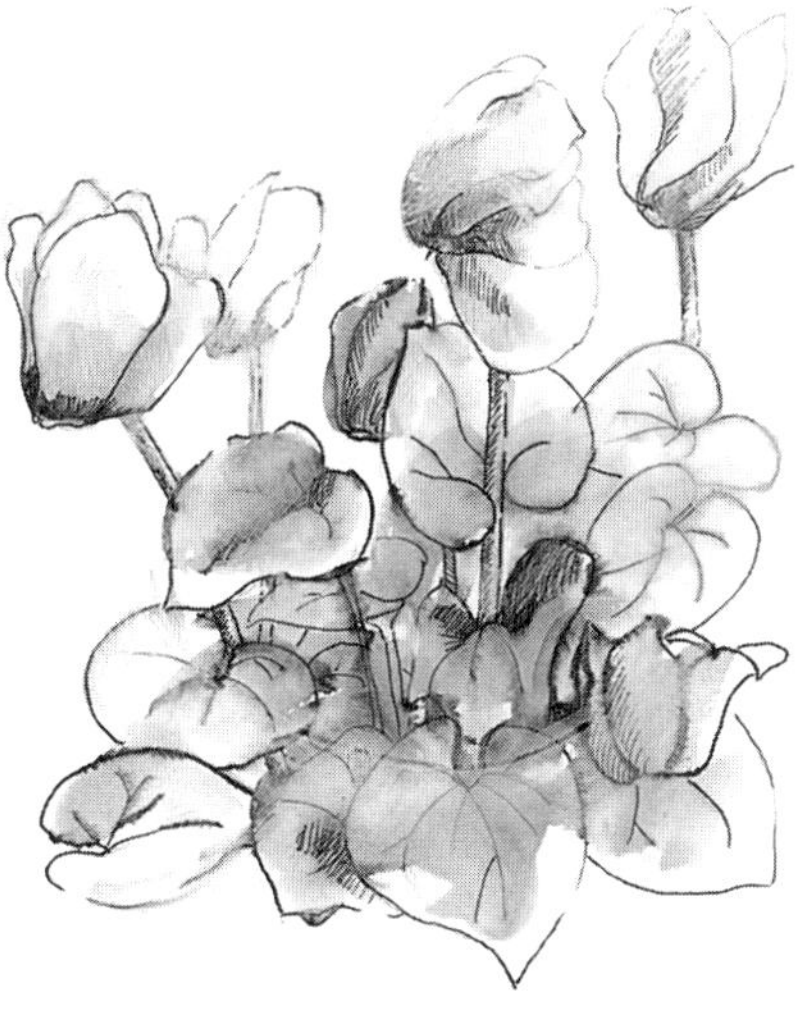

子どもを守る

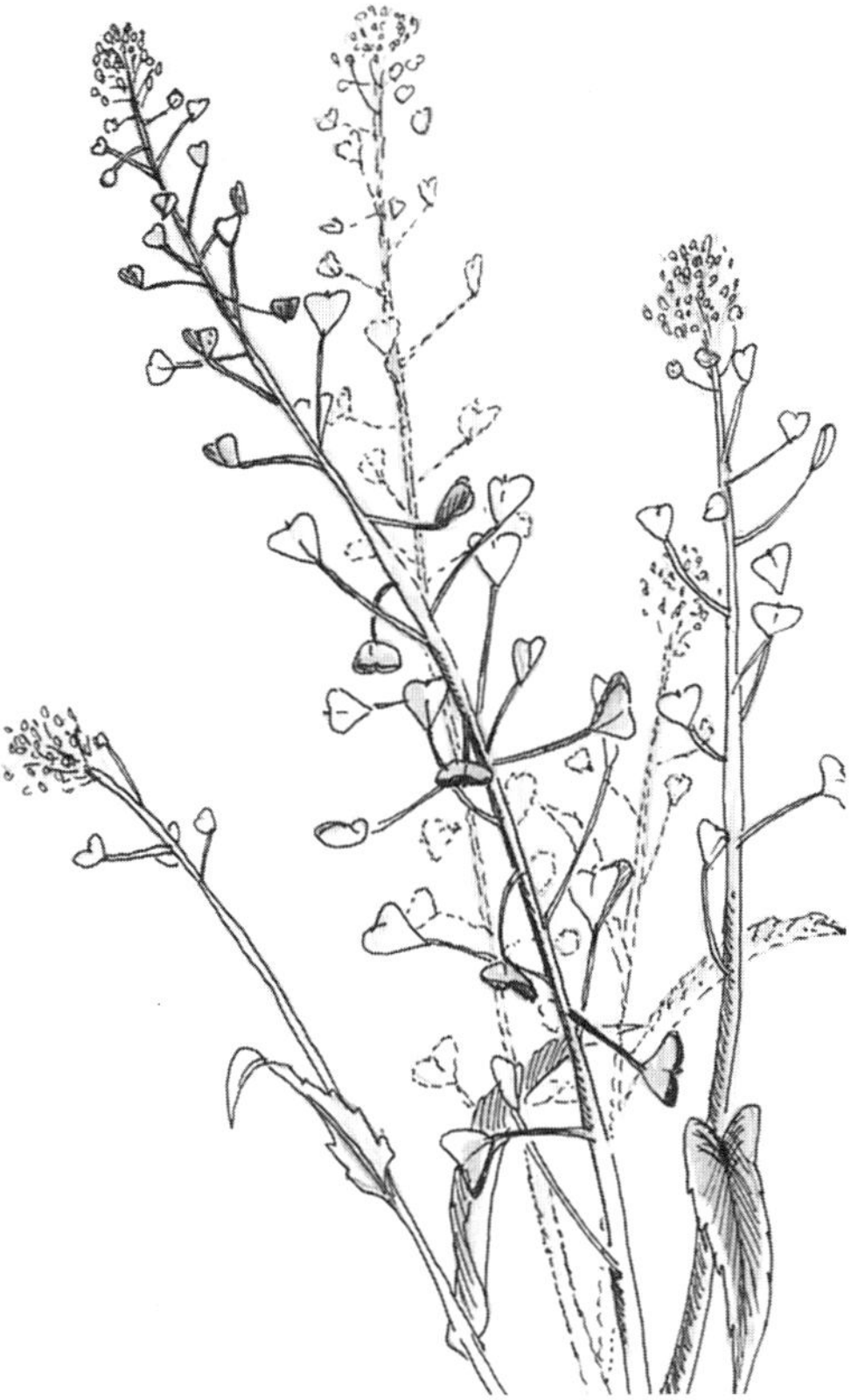

愛情が子どもの脳を育てる

「子どもの脳が危ない」と初めて聞いたのは一九九五年のことでした。講演で熊本市に来られた九州大心療内科の故・池見酉次郎初代教授とお話したときでした。

池見先生によると、恩師で、日本で初めて精神分析の手法を採り入れた精神科医の古沢平作先生が生前、「動物社会でもあり得ない『親殺し』が人間社会で起こり始めたら注意しなければならない。特に『父親殺し』から『母親殺し』に移行したら世も末だ」と言われていたそうです。

池見先生は「そのような状況がすでに世の中に始まっている」と私に真剣な顔で話してくれました。子どもの脳の働きに、ゆがみが出てきたというわけです。

かなり前に、一人っ子の少年が両親を殺害する事件が起こりました。

その少年の供述に、なぜなのかヒントが隠されています。

「期末テストの成績が悪かったとき、親から『まともな高校に入れない』と叱責《しっせき》された」「もう何の楽しみもないから自殺することにした」

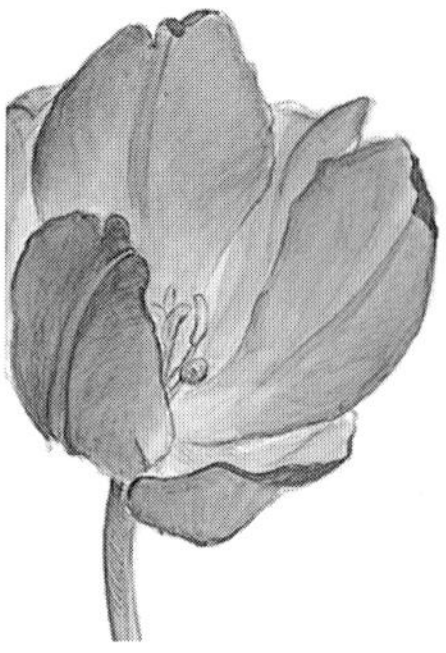

「自殺するつもりでいるのにがみがみ言われ、とても腹が立った」「『家に置かない』と言われて親を殺す気になった」

この少年は経済的に恵まれた家庭に育っています。でも受験のことで親から度々ほかの生徒と比較され、「勉強しろ」と言われ続けていたそうです。凶行の前夜、少年は酔った父親からしかられていました。

また、小学六年の十一歳の少年が母親を刺し殺すという事件もありました。きっかけは、自殺しようとしたときに、母親に怒られたことだったそうです。転校で友達がいなくなり、少年は寂しかったといいます。

なぜ、このような動物社会でも起こりがたい現象が、人間社会に起こってしまうのでしょうか。どちらの事件にも共通点があります。それは、子どもの気持ちを理解していないと思われる点です。少年たちは、誰からも、一番身近な親からも、愛されていないと感じていたのではないでしょうか。

子どもの脳や心は、親や周りの人々からの愛情がなければ、正しく育たないのです。

待つ・聴く・操縦しない

子どもの脳と心を守るために、子どもの気持ちをまず理解しようとする愛情が大変重要だと思います。それには、われわれ大人がもっと子どもたちの訴えに耳を傾ける必要があるのではないでしょうか。

小学校高学年生を対象に、「親に言われてムカつく言葉、嫌な言葉」を尋ねると、大体、次の三つに分類されます。

①操縦（勉強しなさい、早く寝なさいなど）
②否定（アホ、バカ、ダメなど）
③拘束（～してはいけません）

なかでも最多は「操縦」でした。

NHK番組の「おかあさんといっしょ」という番組で以前、「お母さんの口ぐせベストテン」というのがありました。一位は「勉強しなさい」、二位は「早く起きなさい」、三位は「ダメじゃないの」

でした。つまり、親の口ぐせは、すべて子どもが聞いて嫌な言葉だったのです。

ちなみに別番組で、お母さんたちに「あなたの人間形成に一番影響のあった人は?」と尋ねると、母四九%、父三一%と、圧倒的に親が多かったそうです。

善《よ》し悪《あ》しはともかく、親の影響を強く受けていると感じながらも、いざ子育てをする段階になると、自分が子どもの時に親に言われたくなかった「操縦」や「否定」の言葉が多くなるようですね。

最近、私のクリニックに、中学生が母親に付き添われて来ました。私が子どもさんに質問をしますと、すべて母親が答えるのです。子どもは母親の顔ばかりうかがっています。そして母親はこう言うのです。「この子は自分で決めることができなくて困っています」

自立できない子(決断力、責任感、思いやりのない子)は、養育環境がつくりだすものです。決断できない子が決断できるようにするには、まず親が、次のことを実行すれば自立への可能性が高くなると考えています。それは「待つ・聴く・操縦しない」ことです。

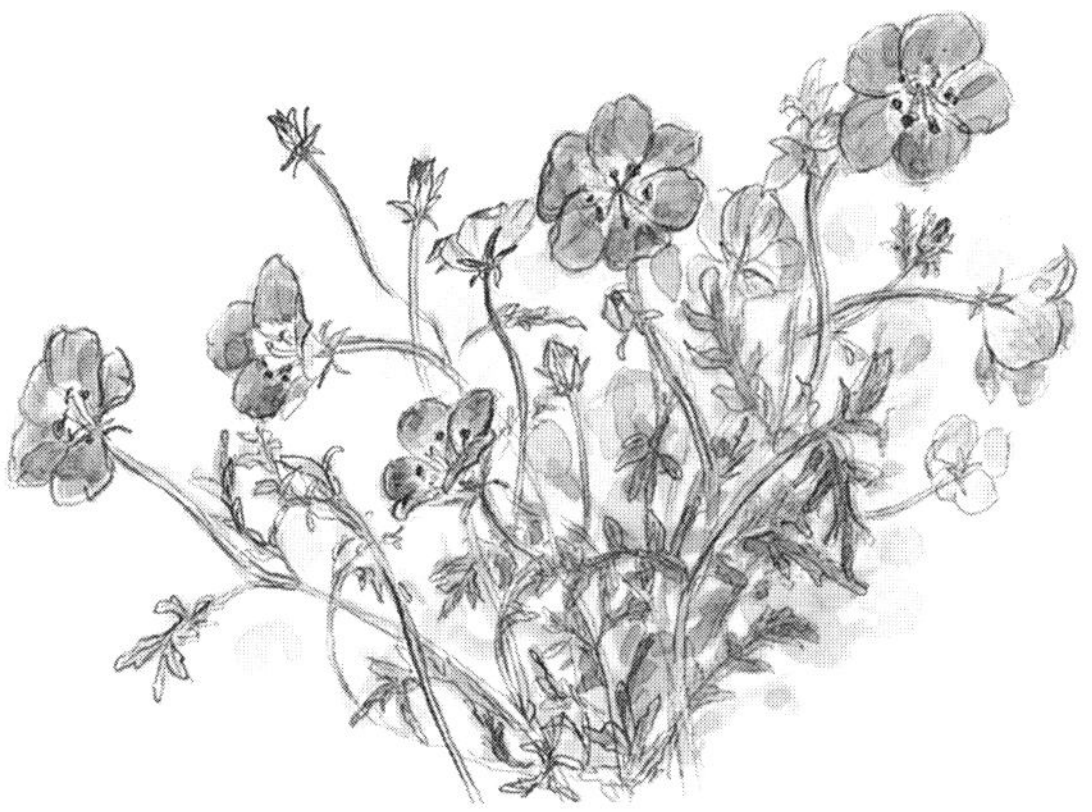

三つの脳をバランスよく

私たちの脳は一番内側の植物脳（生命脳）、その外側の動物脳（感情脳）、最も外側にある人間脳（知性脳）の三つに大きく分かれています。人間が人間らしく育つということは、三つの脳の働きのバランスが整っているということです。

前に子どもの成長には「子どもを理解しようとする愛情」が大切だということを書きました。幼児期の子どもには特に、養育者からの無条件の愛が必要なことは言うまでもありません。

成長するにつれて、ハイテク社会やコンピューター社会の一員となって、温かみの薄れた人間関係の中で猛烈に勉強したり、仕事したりします。そのうちに知性脳だけを過剰に使いすぎることができます。知育偏重により、知性脳と感情脳が乖離《かいり》状態となり、人間らしい感情が出にくい状態となります。

このような状態を、ハーバード大のP・Eシフネオス教授が「失感情症」と名付けました。感情表現が苦手で、感情コントロールもできにくいのです。学校の先生からしかられて腹が立ち、衝動のままにナイフで刺すという事件もありました。最近では動物的感情が暴走してしまう子どもたちが増えているのです。

この失感情症がさらに進みますと「失体感症」という〝身体の声〟が聞こえない状態になります。空腹感、満腹感なども感じなくなる病気です。拒食症と過食症も、米国の女子大生の十人に一人とさえ言われるほど増加しています。

幼児期における愛情不足やストレスにより発症するといわれている現代病の多くは、脳のアンバランスによるものと考えられます。したがって今後は養育環境や、学校教育における知育偏重を見直していくことが重要と考えます。

前にも述べてきましたが、ヘルスアート医療で最優先している「脳を整える」ことが、子どもたちの発達に大切ではないかと考え、二〇〇七年二月に教育関係者らと「子どもの脳と心を守る会」を立ち上げました。

共感が親子ふれあいのカギ

親が子どもに接するときに大切なことは、まず子どもの気持ちに共感することだと思います。あるうつの女性患者さんの状態が快方に向かい始めたとき、子どもへの接し方で悩まれていたので「子どもに共感することですよ」とアドバイスをしたことがあります。以下は、それを実践した患者さんの体験談です。

＊

娘（Aちゃん）が幼稚園の年少だった昨年一年間、私は、娘の言うことにできるだけ共感するよう心掛けました。

例えば、幼稚園に娘を迎えに行くと、ちょっと様子が変だったので「今日は何かあったの」と尋ねました。お友達に頭から砂をかけられたと言うのです。私はまず「そう、砂をかけられたの」とおうむ返しをしました。

娘は「本当に嫌だった。もうお友達とは遊びたくない。幼稚園には行きたくない」と言いました。私はすぐに「Aちゃんが友達に嫌なことするけん、砂かけられるたい」と言いたくなったのをぐっとこらえ、「そう、もうお友達とも遊びたくないほど嫌だったの」と返しました。

娘の話が尽きるまで、じっと聴きました。そして最後に、私はひとことだけ言いました。「お友達も、砂をかけたくなるほど嫌な思いをしたのかもしれないね」と。

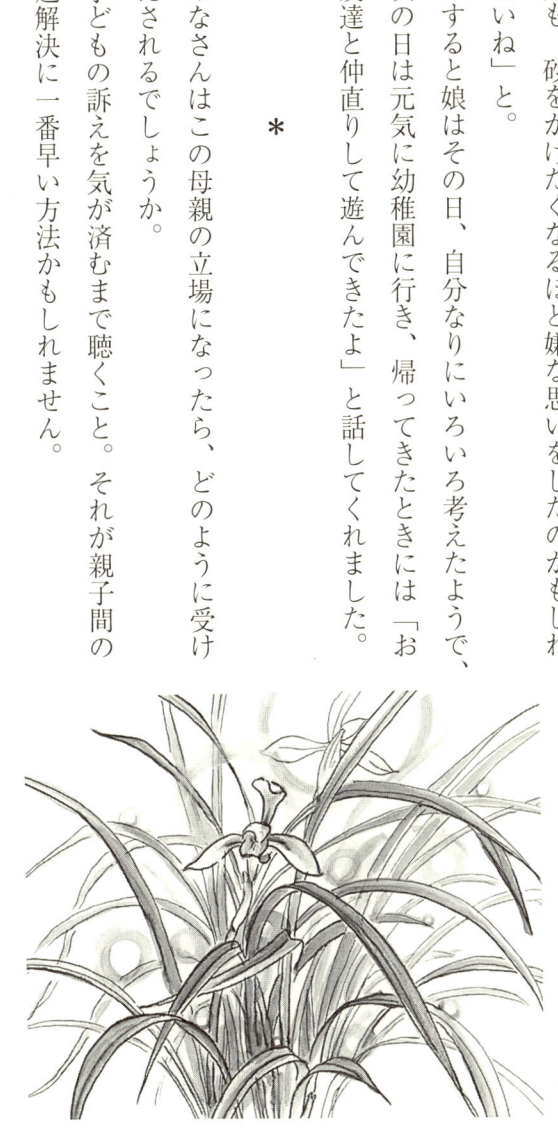

するとと娘はその日、自分なりにいろいろ考えたようで、次の日は元気に幼稚園に行き、帰ってきたときには「お友達と仲直りして遊んできたよ」と話してくれました。

*

みなさんはこの母親の立場になったら、どのように受け答えされるでしょうか。

子どもの訴えを気が済むまで聴くこと。それが親子間の問題解決に一番早い方法かもしれません。

「あなたのママで幸せ」

産後うつだった患者さんの子どもとの接し方から学んでみましょう。以下は、彼女の子育て体験記からです。

＊

私から十分な愛情をかけられずに育ったわが子は、三歳になっても自分の名前すら言えず、おしゃべりもうまくできませんでした。

そのころ、わが子にはひどいこだわりがありました。テレビはＮＨＫ以外は見ず、チャンネルを変えると泣きだします。服は綿一〇〇％以外は着たがらない。新しい靴を履くときは、玄関で一時間は泣き続けるので、靴を下ろすことが恐怖でした。

そんなとき、中原先生から「子どもに何かしてもらいたいときは『お願いします』、してもらったら『ありがとう』を言うこと。悪いと思ったら素直に謝ること」とアドバイスをもらいました。

帰り道、さっそく「病院に付いてきてくれてありがとう」と言ってみました。すると子どもが「いえいえ、どういたしまして」と言ったのです。

これが、私が聞いたわが子の初めての二語文でした。初めて子どもと意思疎通がはかれたと感じた瞬間でした。うれしくて、その場で子どもを抱きしめて泣きました。

帰宅後、「ママが悪かった。ごめんなさい」と今までのことを謝りました。子どもは「いいよ」と言いました。今まで、子どもが言葉を話せないようにしていたのは自分だったと、そのとき初めて気が付きました。

その後、子どもと遊んだりしながら、私のうつはどんどん良くなりました。平行して、子どもの表情も明るく、笑顔も増えていきました。あんなに邪魔に感じていた子どもが、いとおしく、心の底からかわいいと思えるようになりました。

今は、子どもを毎日のように抱きしめて「あなたはママの宝物よ。ママのところに生まれてきてくれてありがとう。あなたのママになれて幸せ」と伝えています。

＊

「子は親の鏡」とよく言われますが、親が変われば子が変わるのですね。

「いい子」が自立するには

子どもがやる気をなくす親の言葉として、指示・命令的な言葉が多いことが分かっています。親の指示にいつも従い、意見や主張をしたりしない子どもがいわゆる「いい子」と呼ばれがちです。でもいい子は何がいいかというと、実は親にとって都合がいい、教師にとって都合がいいのであって、本人の成長にとっては都合が悪いのではないでしょうか。いい子のままだと、本当の意味で自立した大人になるのは難しいのです。

よく小学生時代は従順だった子が、中学生になってから急に反抗し始めることが多いようです。「いい子の豹変《ひょうへん》」も反抗期の一種で、誰もが通る必要な時期なので、ご心配には及びません。でも、幼いころから自ら選択して決めるチャンスを与えられなかった子ほど、爆発は大きくなるようです。いつも感情を押し殺してきた反動でしょう。

親としては、子どもに判断力が自然に備わり、自立への道を歩みだせるよう、過干渉や、親子べったりの幼児期を過ごす「親子カプセル」状態は避けるべきでしょう。

よく「主体性のある人になりたい」とか「自主的に仕事をしたい」などという言葉を聞きます。でも、主体性・自主性があることと、自立していることとは少し違います。よく家庭教育や学校教育で問題になりますが、どこが違うのでしょう。

主体性・自主性のある人は「決断力」と「責任感」がある人だと思います。自立した人とは、それらに「思いやり」の要素が加わった人のことではないかと考えます。

自ら決断し、責任感を持ったとしても、他者への思いやりがなければ単なるわがままな人になってしまいます。

つまり自立した人とは最低限、「決断力」「責任感」「思いやり」の心が備わった人と言えるでしょう。これを自立の三条件と呼んでいます。

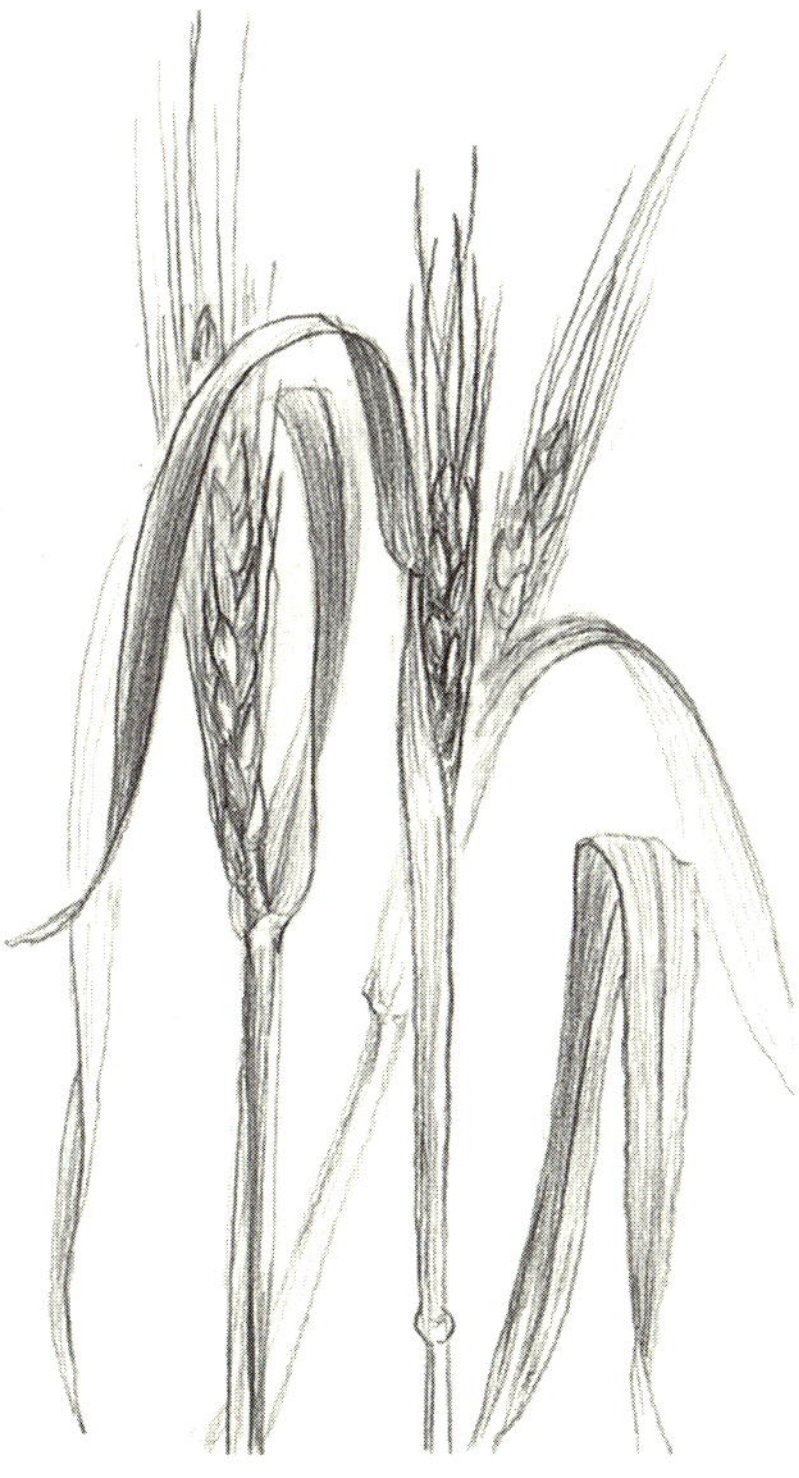

親が自立の手本を示して

自立の三条件である「決断力」「責任感」「思いやり」のある子どもに育てるには、親や周りの大人は子どもにどのようにかかわり、接すればいいのでしょうか。

第一の条件「決断力」については一つの錯覚があるように思います。

親が積極的にものを言うと、子どもがそれをまねして積極的に決断できるだろうと思われがちです。しかしこれは逆です。親が意識的にものを言わない（待つ、聴く、指示しない）態度でいる方が、より子どもの自発的な決断を促すのです。

第二の条件「責任感」を子どもの心に育てるためには、どのようにしたらいいでしょうか。責任感のない人がとっている態度を見れば、推察できると思います。何かをして失敗したときに責任感のない人は必ず、他の人や物のせいにする傾向があります。要するに、自分が悪かったときには素直に非を認め、謝るということが身に付けばいいのです。

それには親がお手本を示すことが、最もいい方法と言えるでしょう。例えば子どもが家にいて、親の帰りが遅くなったときに「遅くなってごめんね」とか、子どもがテレビを見ている前を横切るときに「ちょっと前を通るけど、ごめんね」と声を掛けます。

親が子どもに素直に「ごめんなさい」を言うことによって、子どもが平時から自然に自分の過ちを認め、謝れるようになると思うのです。

第三の条件である「思いやり」の心を育てるのは大変難しい。でも親がボランティアなどの人のためになる行為をしたり、子どもが親の手伝いをしてくれたときに「ありがとう。助かったよ」と感謝の言葉を伝えるのがいいと思います。

そうすると、子どもがいつの間にか、親の喜ぶこと、人のためになることをするようになります。すなわち、人の立場になって考える「思いやり」の心が自然に芽生えてくるようです。

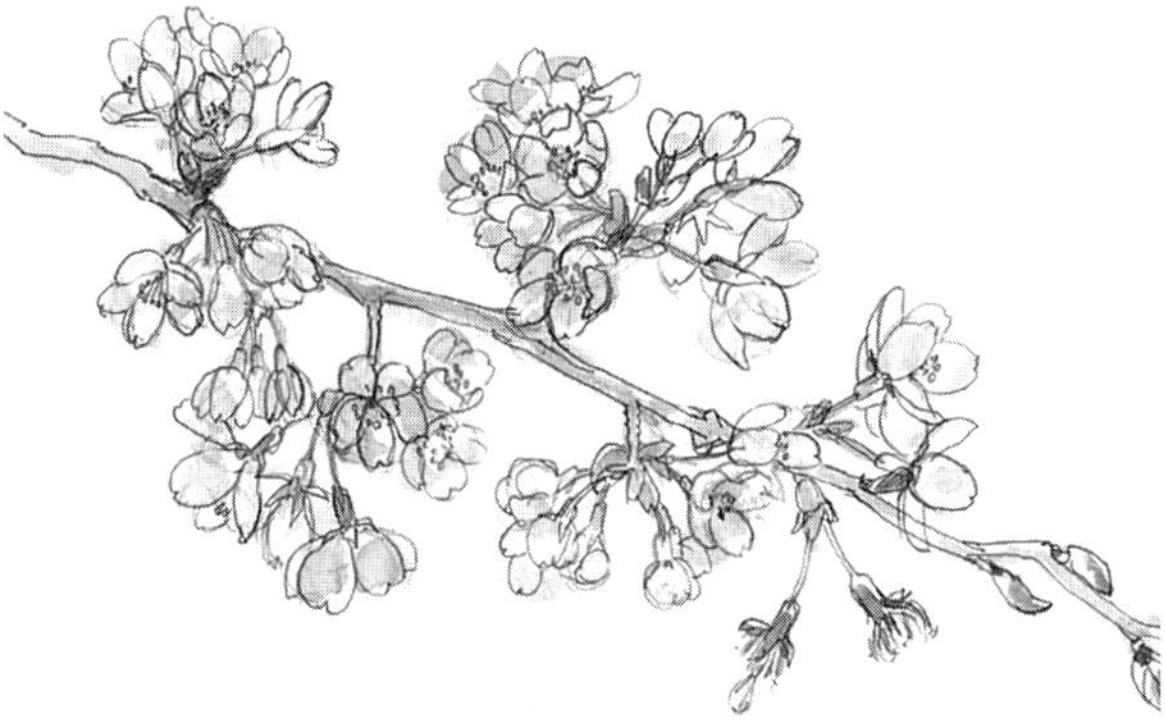

ＩＴが子どもに及ぼす影響

最近は共働き家庭が増えたり、自分が愛情不足で育ったために子どもとの触れ合い方が分からない親が増えたりし、スキンシップより、テレビやビデオなどのＩＴ（情報技術）機器を利用した子守、子育てが広がっています。幼い頃からＩＴ機器に接しすぎると、脳の発育に支障をもたらす可能性があることは、脳の研究からも次第に明らかになってきています。

米国の小児学会は「二歳までの子どもにテレビを見せてはならない」との警告を出しました。赤ちゃんの脳の発育に必要な親子のスキンシップが、ＩＴ機器に取って代わられた結果、子どもの言葉や表情が乏しくなったといわれているのです。

一般的に、生後すぐで四〇〇グラムほどだった脳の重量は、三歳で約一〇〇〇グラム、十歳で一二〇〇 ― 一四〇〇グラムと大人並みまで急速に発達します。

「三つ子の魂百まで」といわれるように、模倣期の三歳まで、子どもはもっぱら親のまねをしながら育ちます。親子のスキンシップが大切なゆえんです。その後、最も人間らしい脳の部分、前頭葉

（額の部分）が急激に発達するのです。

でも、幼児や小学生がＩＴ機器に長く接していると、前頭葉の一部、前頭前野が活性化しないといわれています。そうするとやる気や記憶力が低下したり、感情のコントロールができにくくなってしまうのです。人付き合いが下手になることも容易に想像できます。

メールによって起こる脳の機能障害を「メール脳」、テレビゲームなどによる脳の機能障害を「ゲーム脳」と呼ぶ人もでてくるなど、危険性を指摘する声が大きくなっています。でもここまでＩＴが浸透した社会で、子どもからＩＴ機器を取り上げるのはとても難しいでしょう。

対策として、前頭前野の活性化にはお手玉療法が有用だと考え、熊本市の市民団体「子どもの脳と心を守る会」が九月に、「日本のお手玉の会」の協力を得てシンポジウムを開いたのです。

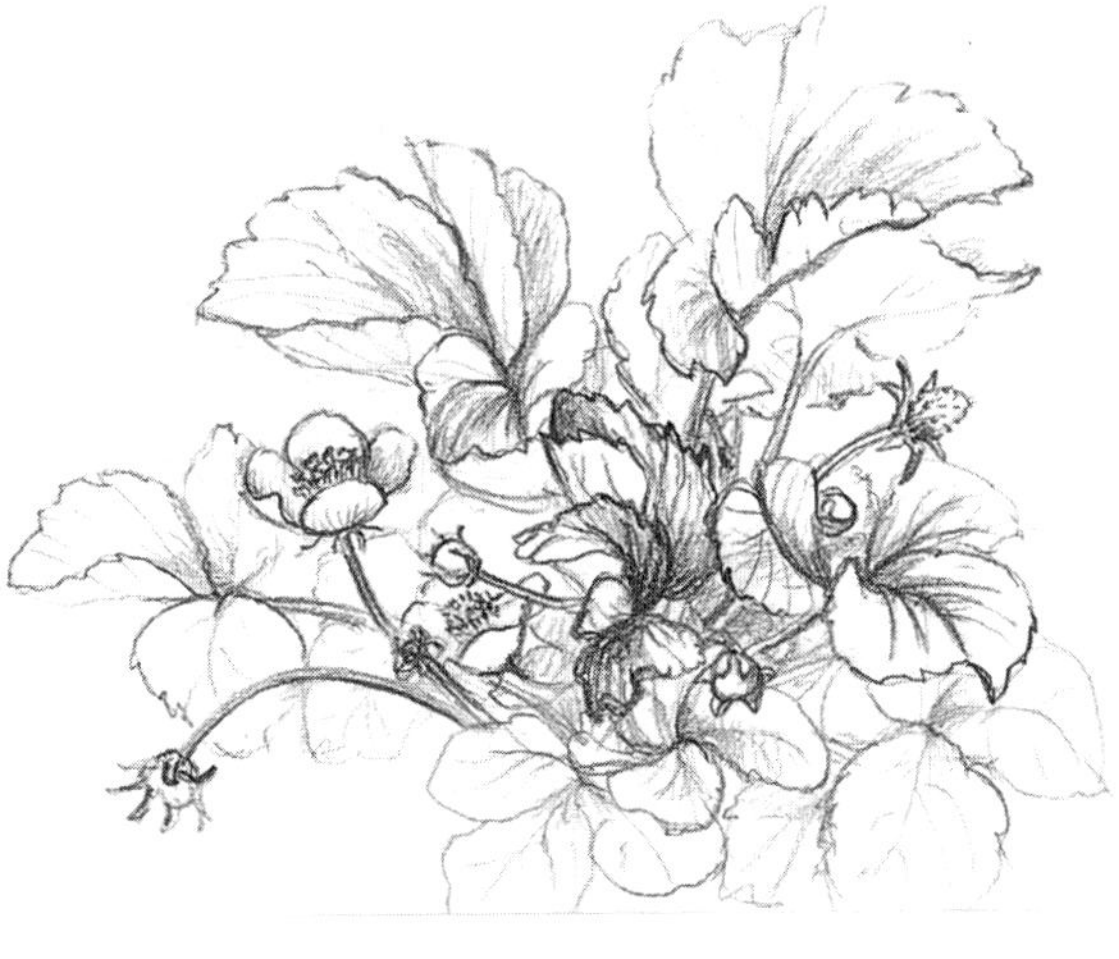

子どもの脳と心を守ろう

熊本市の熊本県立劇場で二〇〇七年九月二十二日、「子どもの脳と心を守ろう！」と題したシンポジウム（子どもの脳と心を守る会主催）が開かれました。その中で鹿児島大教育学部の山本清洋教授は「子どもの生活と遊び」のテーマで次のような、興味深い講演をされました。

北米や欧州の大学には、遊びを研究して教える「レジャー学部」というのがあります。遊びはスポーツとは異なり、弱い人と強い人が一緒に楽しめる。豊かな大人になるためには、幼少期の遊び体験が不可欠なのです。驚くことに、片足でけんけんして両脚を開く「ケンケンパー」のような遊びは、世界のどの地域にもあるそうです。

しかしながら、日本ではこうした伝承遊びが減少し、スポーツに置き換わってしまっている。昔は学校にも持って行ったビー玉、めんこ、竹とんぼ、お手玉などの道具さえも、今は持って行きにくい現状です。

一方で、先週も述べたように、テレビやビデオ、パソコンなどのＩＴ（情報技術）機器を使った家庭教育や学校教育はどんどん増えています。

山本教授は、このまま子どもが「遊び」をしなくなると、子どもたちの脳や心の発達に問題が生じる危険性があると警告されたのです。

一方で私は、子どもの脳と心を守る会の代表として「お手玉が癒やす脳と心」の演題で、医師という立場から講演をさせていただきました。

伝承遊びとしてのお手玉に、脳を整えたり、子どもの心を癒やし、豊かにする働きがあるということを、治療経験を踏まえて発表しました。幼い頃からＩＴ機器に触れすぎたことで生じる脳の機能障害を、お手玉で癒やせる可能性があることも説明しました。

人と人が触れ合いながら体で覚える伝承遊び。実際に脳と心にもいいから、長く続いてきたと言えますね。

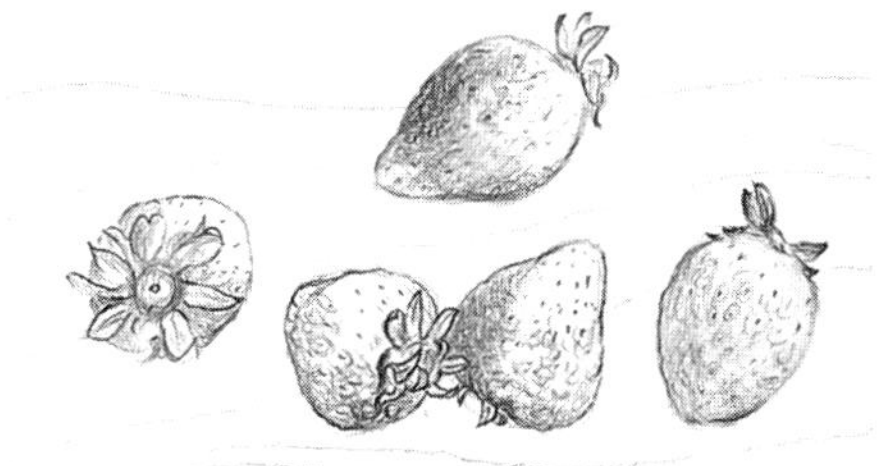

心と病

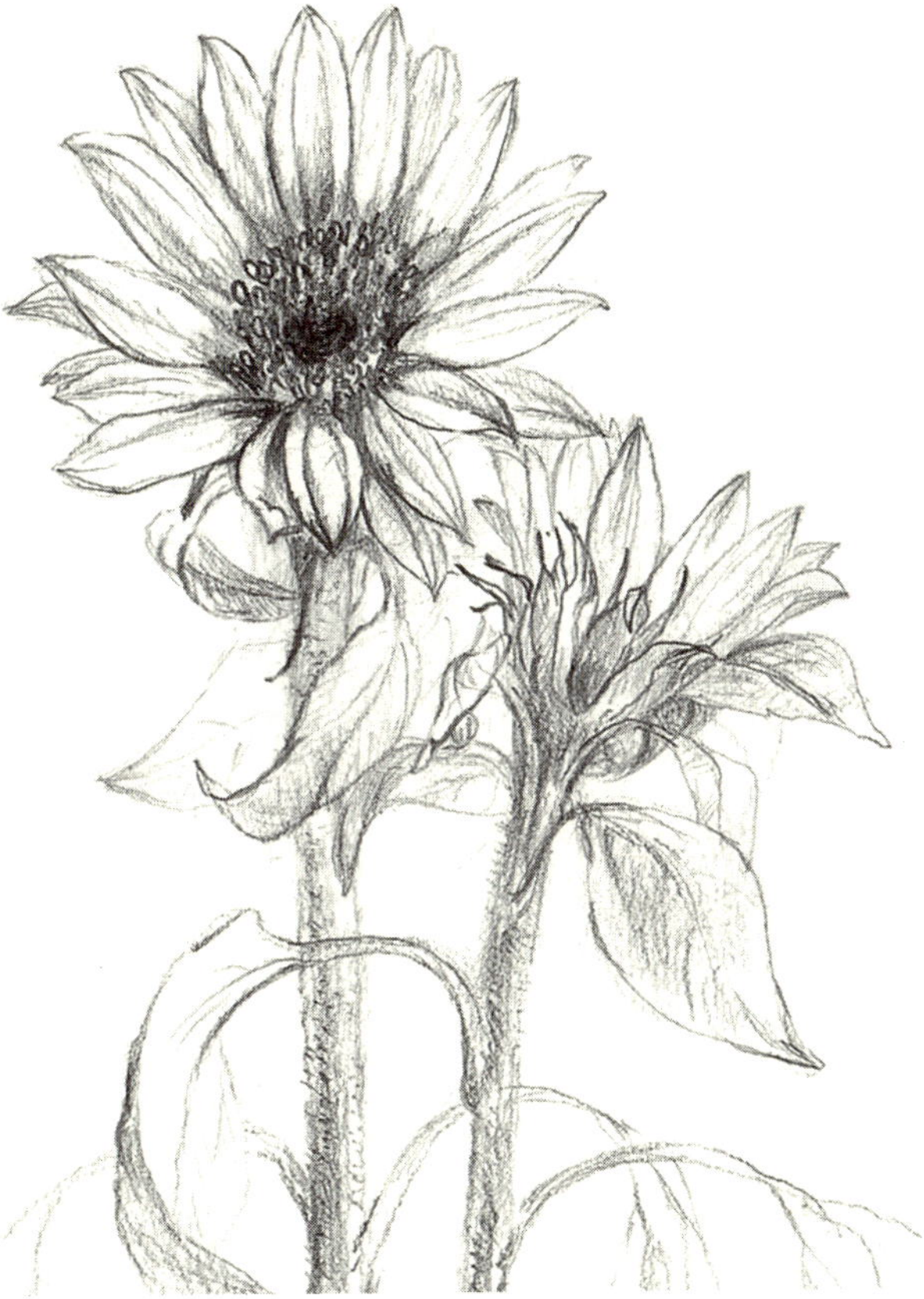

良いことを考えれば良い方へ

人間は同時に二つのことは考えられないようになっています。心身医学会であった実例発表から考えて見ましょう。

どんな乗り物にも酔う少年がいました。しかし、この少年が酔わない乗り物が一つだけあったのです。それはジェットコースターでした。なぜこの少年は、あれだけ揺れるジェットコースターに酔わないのでしょうか。

ここに心の不思議を感じます。よく車酔いをする人は、車に乗る前から、ひどいときは前日から酔っていたりしますね。なぜでしょうか。

人間は、車酔いをイメージすれば車に乗らなくても酔い、別のことを考えれば酔わないのです。梅干をイメージすれば、実際には食べていなくても、自然に酸っぱい感じがしてきて、唾液《だえき》が出てきますね。でも、梅干を食べたことがない外国人には、このような現象は起こりません。

前述のジェットコースターの少年は、あまりの揺れとスピードに驚き、車に酔うひますらなかったのです。このように人間は、同時に二つのことは考えられないようにできているのです。つまり、良いことを考えれば良い結果につながり、悪いことを考えれば悪い結果につながるということは、一つの真理だと思えるのです。

私のクリニックでも「自分の癖に気付かせて修正する」という治療方法があります。悪い心の癖を、良い心の癖に変えることが大切です。

あるうつの患者さんの日記で、最後を締めたいと思います。

＊

今、当時の日記を振り返ると「よくもまあ、こんなにささいなことで悩むことができたなあ」と感心します。そのころの私にはそれが一大事でした。でも自分の受止め方が悪いんだと気付きました。見えっ張りで、周りの目を気にし、時々、自己不在になるところが特に目立っていたと思います。見えを張らないように注意するだけで、大概の悩みはなくなり、他人のことと自分のことを分けて考えることで、気持ちが楽になりました。

「言えんは胃炎」、前向きに

生きているということは、自分を表現するということです。人は、生きている証に、いつも何らかの形で自分をアピールしようとします。

そういう面から病気を考えると、ある興味深いことに気付きます。自己表現が下手なために、病気にかかりやすいということです。少しユーモアを交え、心が関係する体の症状について述べてみましょう。

よく胃の調子が悪いと訴える人がいます。食べ過ぎや食あたりもありますが、胃は精神的な問題も大いに関係します。頻繁に胃が悪くなる人は、自分をうまく表現できない人が多いのです。

何か言いたいけど言えない。こういうときに胃がシクシクしてくるのです。「言えん人が胃炎になる」。こんなふうに覚えるといいですね。

女性に多い便秘症を考えてみましょう。便秘症の人の腸を、医師が造影剤で透視すると、動きがパッと止まるときがあります。それは患者が「あっ、どうしよう」と思った時に起こるというのです。

普段から「どうしよう、どうしよう」と思っている人は、腸の動きが悪くなるのですね。「手詰まりはふん詰まり」。これもうなづけますね。

そんな人は「どうしよう型」から「こうしよう型」に変える努力をしましょう。未来を恐れず、前向きに考えていくことが大切です。

もっと体の下のほうにいくと、痔（じ）が悪くなる人がいます。なりやすい人の特徴は、じーっとしている、誰かが誘ってもその場所にじーっとして動かない。

さらに、ものの考え方もそこから動かないことが多い。これを意地っ張りと言い、やはり「じ」が付くんです。心の切り替えをし、臨機応変にパッと行動できる人は痔になりにくいといいます。

こんなふうに、少し肩の力を抜いて、自分を表現できているかを一つの目安に、健康への入り口を見つけていただきたいと思います。

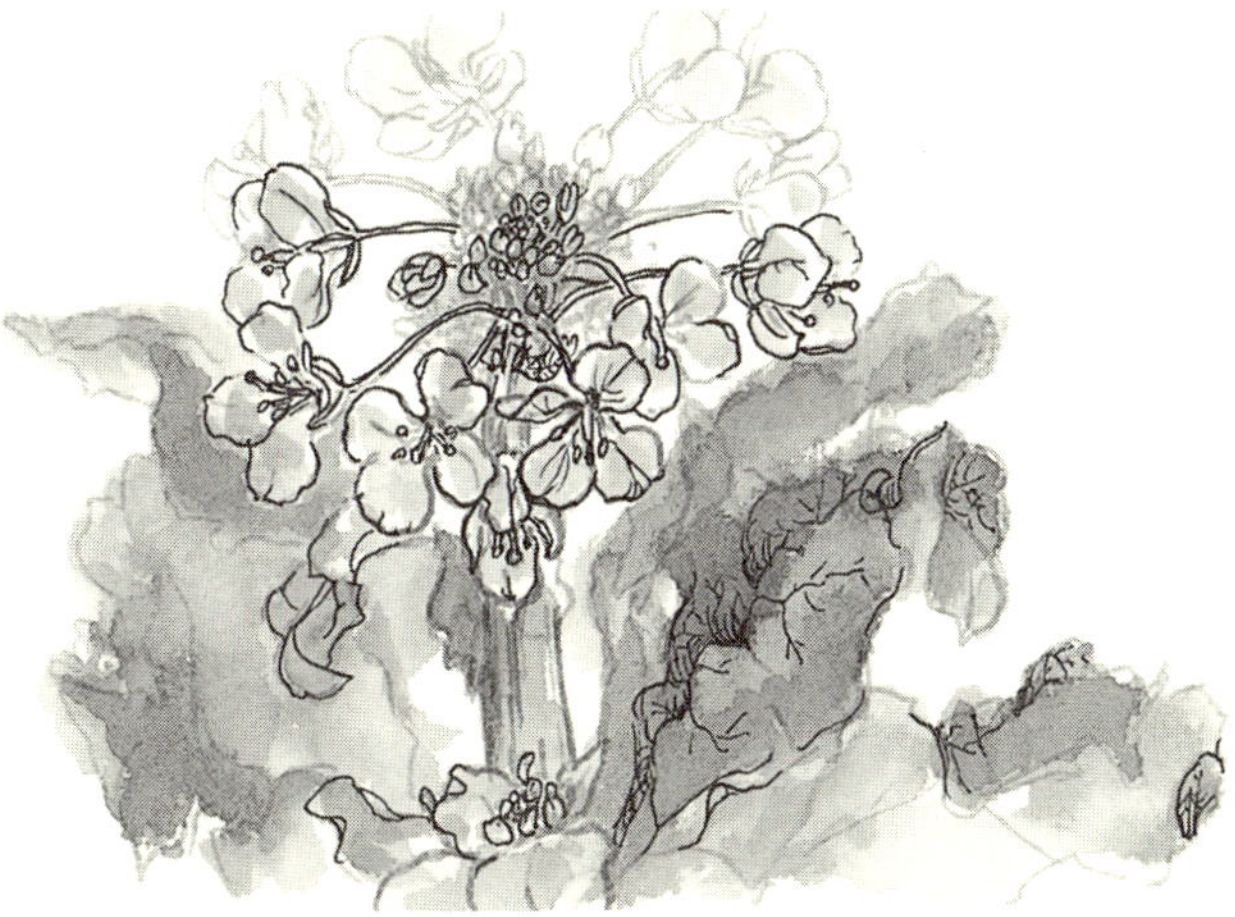

不愉快ゲームに陥ってない？

人生において人とのコミュニケーションが大切なことは言うまでもありません。触れ合い上手になるための秘けつの一つに「不愉快ゲームからの脱出」があります。

相手と同じこと（会話など）を何度も繰り返し、最後はお互い不愉快になって終わる行動様式を、心身医学の交流分析では「ゲーム」と呼んでいます。私はそれを、患者さんに分かりやすいように「不愉快ゲーム」と名付けているのです。

例えば母親が朝、子どもを起こすときの「朝起きの不愉快ゲーム」を考えてみ

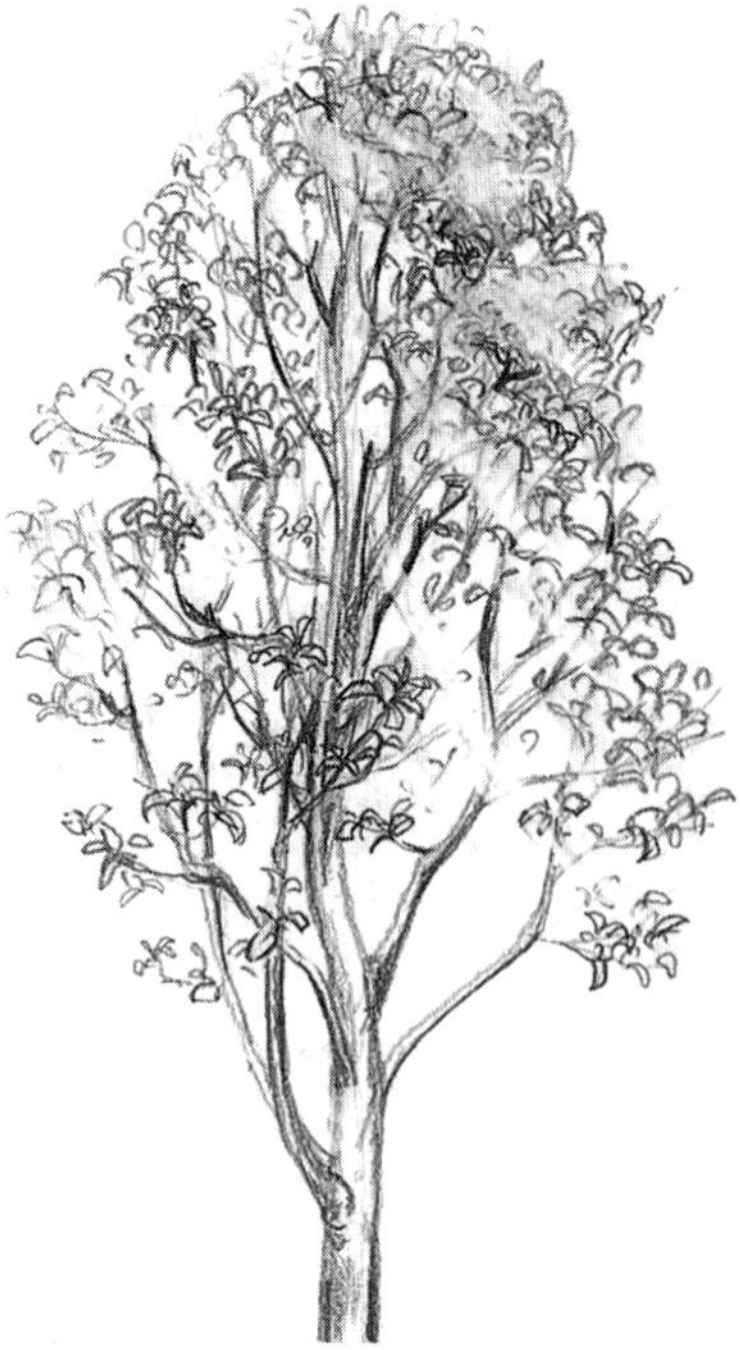

ましょう。「早く起きないと学校に遅刻するよ」「朝ご飯食べる時間がないよ」などと母親が必死に子どもを起こそうとするのですが、なかなか起きません。そのうちけんか腰になり、母親は「もう知らない！」と怒って不愉快な気分になります。子どもも不愉快な気分になっています。

この場合、母親の側を「仕掛け人」と呼び、子どもの側を、仕掛けにかかったカモのようなので「カモ」と呼びます。

この朝起きゲームの解決法は実は簡単。親が子どもに「朝だよ」とだけ告げ、何も言わないことです。そうすれば、子どもが自力で起きてくることがよくあるのです。前夜に「二回まで起こしてあげるね」と子どもと約束しておくのも、起きないのは自分に問題があるからだ、と子どもに自覚させるのに有効です。

最近は、親が子どもに指図しすぎる傾向が強いようです。言い過ぎると、自分が不愉快になるだけでなく、相手も不愉快にしてしまいます。このようなゲームは、親子だけでなく、夫婦や友人、職場の同僚、患者さんと医療従事者の間でも起きているのです。

皆さんも不愉快に思うことがあれば、ゲームに陥っているのかもしれない、自分が仕掛け人かもしれない、と気付くことが大切です。

求めるより与えること

こじれた人間関係には、前に述べた「不愉快ゲーム」の法則が働いていることが多いようです。相手と同じ行為を繰り返し、最後はお互いに不愉快になってしまう不愉快ゲームに陥ると、最後には「自分も相手もだめだ」と思う否定的評価まで加わります。このことを知っているか、知らないかで、今後の人付き合いがうまくいくか、いかないかが分かれてきます。人生が大きく異なってくるでしょう。

結末が不愉快になると分かっていながら、なぜ不愉快ゲームにはまってしまうのでしょう。「甘えたいのに甘えられない人」「愛されたいのに愛されない人」「認められたいのに認められない人」などが、ゲームの「仕掛け人」になりやすいと考えます。相手に何かを求める欲望が強くなりがちだからです。

人間関係がこじれないようにするには、自分が不愉快ゲームをしていることに気付くこと、自分が仕掛け人にならないこと、仕掛けてくる人に対して自分が「カモ」にならないことです。

自分が仕掛け人にならない方策としては、人に対して、過度に何かを求める気持ちをできるだけ減らすことです。つまり何かを求めるよりも、与えることを心掛けることが大切だと思います。与えることは、それほど難しいことではありません。

例えば、

①自分からあいさつをする

②「ありがとう」とお礼をきちんと伝える

③相手の短所より長所を見る

④相手の長所をほめたり、努力をほめる

⑤言うより聴くこと

⑥時には素直に甘える

などがあります。

仕掛けてくる相手に乗せられて、カモにならない方策については、

①相手に同調する

②話題を変える

③中座して深呼吸をする

などがあります。いずれにしても、触れ合い上手になるためには、努力や工夫が必要なのです。

「まあいいか」で気楽にいこう

最近はうつになりやすい人が増えているようです。七人に一人がうつ、という報告もあるくらいです。

うつは「心の風邪」と言われた時期もありますが、本当にそうでしょうか。確かに誰でもなりうるものですが、治療となると決して風邪のようには簡単にはいかない場合が少なくありません。

一方で、誰でも防ごうと思えば防げる風邪のようなものとも言えます。今回はうつになりやすい人の特徴について簡単に述べてみましょう。

まずは「針小棒大型」です。「一事が万事」あるいは「坊主憎けりゃ袈裟《けさ》まで憎い」のように、一つのことを大きくとらえ過ぎたり、あるいは他人の一つの行為が自分の好みに合わないからといって、その人の全人格を否定するような人です。

次に「白か黒か型」です。このタイプには灰色が存在しないのです。白か黒か決着をつけないと気がすまないのです。中間色もあるのにですね。

大変多いタイプに「完全型」があります。自分を物差しにして物事を見るので、周りの人たちの行為がいつも気に入らずにダメだと評価したり、自分も完全にできないと許せず、自分がダメだと思い込んだりします。本人はそれを自覚していない場合も多いようです。

この完全型の人は、知らず知らずのうちに他人と無益な比較をしたり、「自分いじめ」が始まります。いわゆる自虐タイプですね。これでは良いこと、楽しいことが日常の中で発見できず、うつにならざるを得ません。

以上のような点が、うつの人には多い特徴と思われます。このような人は今後、完全型から「まあいいか型」に切り替えると気持ちが楽になるでしょう。

自分にも他人にも、短所より長所を多く発見できるように努力をすれば、次第にうつが退散していくのではないでしょうか。

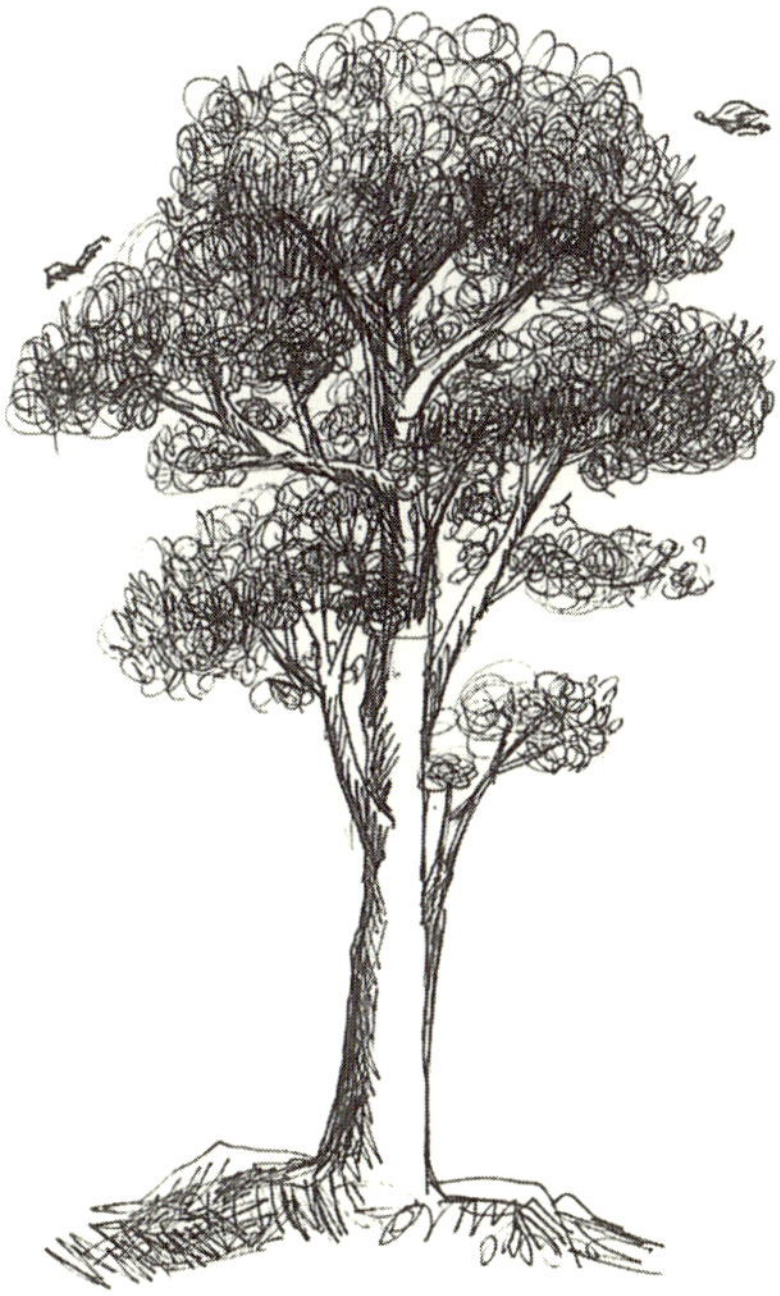

自分を見つめることで快方に

「完ぺきじゃないと気がすまない」といった自分の心の癖に気付き、直すことでうつを防げる、という話は前にしました。今回は三十代のうつの患者さんの体験手記から、心の変化がどう快方に結び付いたかを学んでみましょう。

＊

私は「自分の身の周りの環境が一つでも多く変われば自分も変われる」と思い込んでいました。二十代で転職、結婚、出産、引越し。でも身も心も疲れが増していき、頭痛や下痢、吐き気、不眠などの不定愁訴に悩むようになりました。

そんなとき、投薬だけでなく、呼吸法やお手玉など、自ら行動することで、心と体の健康を取り戻すヘルスアート医療に出会いました。その中で、環境のせいにするのは間違いだと気付きました。

治療ではまず、「自分が主役」と言い聞かせ、「病気の出口」ではなく「健康の入り口」を探すようにしました。病気の症状ばかりにとらわれていた私は、先生の「健康になれば何でもできるから」という一言にはっとし、「自分の力で健康へ向かって歩いていこう」という気持ちが強く出てきました。

同時に呼吸法とアロマ療法を始め、少しづつさまざまな不定愁訴が消えていきました。さらにお手玉療法にも取り組みました。気持ちを集中させることで、過去や未来に飛んでしまっていた「心」を今に引き戻すことができました。

「自分を信じよう」と前向きになり、鍵やガスをきちんと閉めたか、過剰に心配してしまう「確認癖」も自然に治まっていきました。今まで周りにばかり目を向けていた私が、自分を見つめるようにもなり、たとえ失敗しても気が沈むということが減っていきました。

今は、病院にいるときだけが治療なのではなく、朝起きて夜寝るまでの生活や考え方すべてが治療なのだと思って、毎日を過ごしています。

少なくない「うつで不登校」

学校に通いたくない、通えない。私のクリニックに見える患者さんの中に、そんな不登校に悩む子どもたちが増えています。中には抑うつ状態になってしまった子もいます。今回は、ある女子高生の体験手記から、うつと不登校の関係を知っていただきましょう。

＊

体調がおかしいと気付いたのは高校二年の夏でした。急に不安になり、過呼吸をたびたび起こすようになったのです。振り返ってみると、原因は親友から裏切られたことだと思います。結局、三年の一学期には過呼吸が気を失う程にひどくなり、授業中に心臓が痛くなり、救急車で搬送されるまでになっていました。

人が話しているのを見ると、自分の悪口を言われている気がするのです。食欲不振、倦怠感《けんたいかん》、やる気が起きず、そんな生活を続けるうちに、とうとう学校に行けなくなりました。まさか自分がこうなるとは思ってもいませんでした。

最初にかかった病院で処方された薬は副作用が強く、立つとめまいがするし、横になっているのもきつく、睡眠薬もどんどん強いものになりました。この時ほど「早く死にたい」と思ったことはありません。

そんなときに「ヘルスアートクリニックくまもと」を紹介され受診しました。ヘルスアート医療はお医者さんがコーチで、私が選手。二人三脚で精いっぱい頑張って自分を変えようと決心しました。

小さいころから負けん気は強かったので、脳を整えるための呼吸法やお手玉などを毎日欠かさず、自分は変われると信じ努力しました。二週間で薬を減らすことができ、夜も決まった時間に寝て、決まった時間に起きられるようになりました。

今では楽しく学校に通っています。初めて受診した後、両親からの「今までの育て方が悪かった。ごめんね」の一言で気持ちが楽になったことは決して忘れません。

私は今まで、人間に言葉というものがなければ人を傷つけることはないのに、と思っていました。でも言葉によって相手に自分の気持ちを伝えられるし、相手に自分がどう思っているかを分かってもらえる。今ではとても素晴らしい美しいものだと感じています。

病気予防はストレス対策から

がんや心筋梗塞といった現代病のほとんどが、何らかのかたちでストレスに起因している、といわれています。ストレスでたばこ量が増えた結果、肺がんになる人がいるようにです。

心身の健康を保つためには、ストレス解消に取り組むのが近道ともいえるでしょう。今回はストレス対処法について述べてみましょう。

まず基本は「適度な運動、休養。食べ物に気を付けること」です。睡眠不足や運動不足、食生活の乱れに注意することで体の健康を保つのです。

次に「生活の中にゆとりをもつこと」。ストレスをため込ん

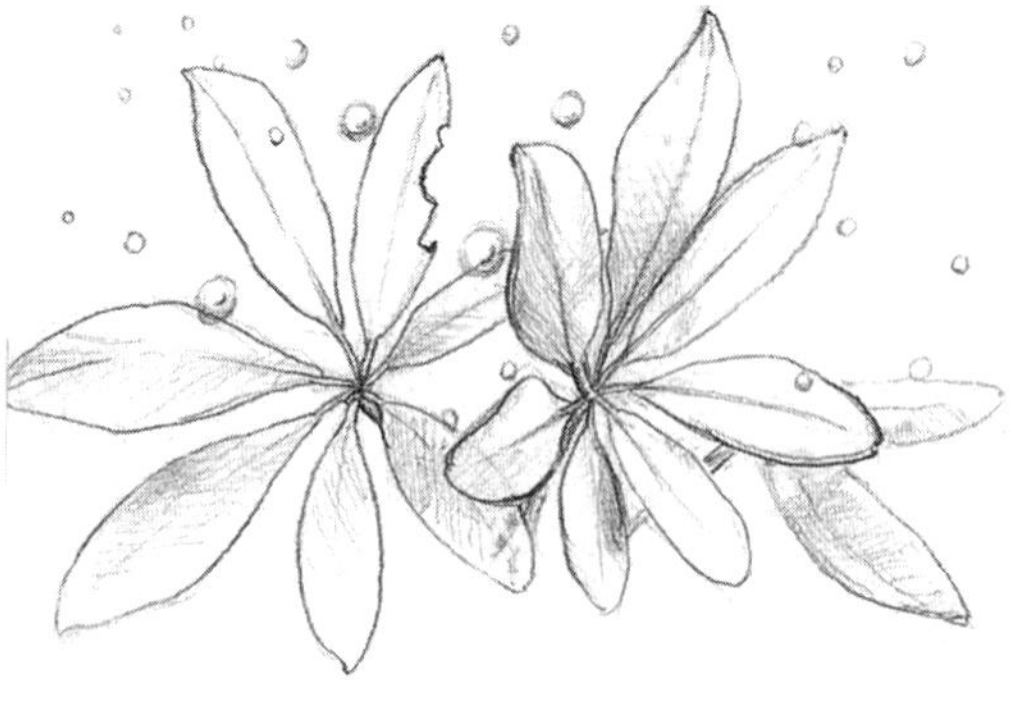

でいる人のほとんどは、心身のゆとりがありません。呼吸法や緊張をほぐすリラックス法などで、ゆとりや感謝の心を取り戻すのです。

三つ目は、感情表出練習による「感情発散」です。簡単なものでは、「へえ」「わあ」などの感嘆詞を多く発する練習があります。

四つ目は「ものは考えよう」。一方向からではなく多方向から物事を見るように訓練すると、不満が感謝の心に変わることも多いのです。

そして、「生きがいをもつこと」。そのほかにも、「自分も誰かの役に立っている」という自己有能感を高めたり、ユーモアを身に付けたり、他人に対して好意をもったり愛を与えたりすることなど、いろいろな方法があります。

ストレスの大部分は、脳を整えることで解決します。前述のようなことを行った上で、絵や歌といった芸術活動による自己表現や、目標をつくったり、将来の夢をイメージしたり、「〇〇をしたい」と祈ったり願ったりすることが必要になってきます。

人間らしい思考や創造をつかさどる、脳の「前頭葉」を活性化させる行為が、ストレス解消に結び付くのです。

あなたの欲求レベルは？

人は誰でも、実り多き人生を送っているか、価値ある人生を歩んできたか、と思いをはせるものです。でもこれは、それぞれの人が持っている欲求のレベルによって、判断が分かれると思われるのです。

米国の心理学者、アブラハム・マズローは、人間の欲求は五段階に分けられるという「欲求段階説」を唱えました。

最も下段に位置する欲求は「生理的欲求」です。動物であればみな持っている、食欲や性欲などの本能的な欲求です。下から二段目は「安全の欲求」です。生命の安全以外に、最近では、経済的な安定を求める欲求もここに含まれます。

三段目は「所属の欲求」です。人は精神的、社会的孤立を嫌がり、帰属集団を求めるものです。いじめ問題でも、子どもたちはいじめが良くないと分かっていても、強いグループについたり、大人も極端な場合、カルト的集団に所属してでも寂しさを解消しようとするのも、この欲求があるからです。

四段目は「自尊の欲求」「承認の欲求」と呼ばれるものです。地位や名誉、肩書きなどを得ることで、周囲に認めてもらいたいという欲求です。四段目までの欲求は、すべて環境の中に自分の満足を得ようとする欲求だといわれています。

それに比べ、最高位の五段目は違います。「自己実現の欲求」です。これは自分が世界や周囲の人々に、どれだけ役に立つかということで満足するものです。

自己実現の欲求が高い人は、ストレスに対する適応能力が非常に高く、環境や周りの状況などが変わるたびに自分を変えられる能力にたけているのです。自分を変えることによって、周りを良い方向に導いていこうとする能動的、積極的な行為なのです。

マズローは、欲求は下段から上に向かって伸びていくが、一気に転げ落ちることもあるとしています。さて、あなたの欲求はどのレベルにありますか。

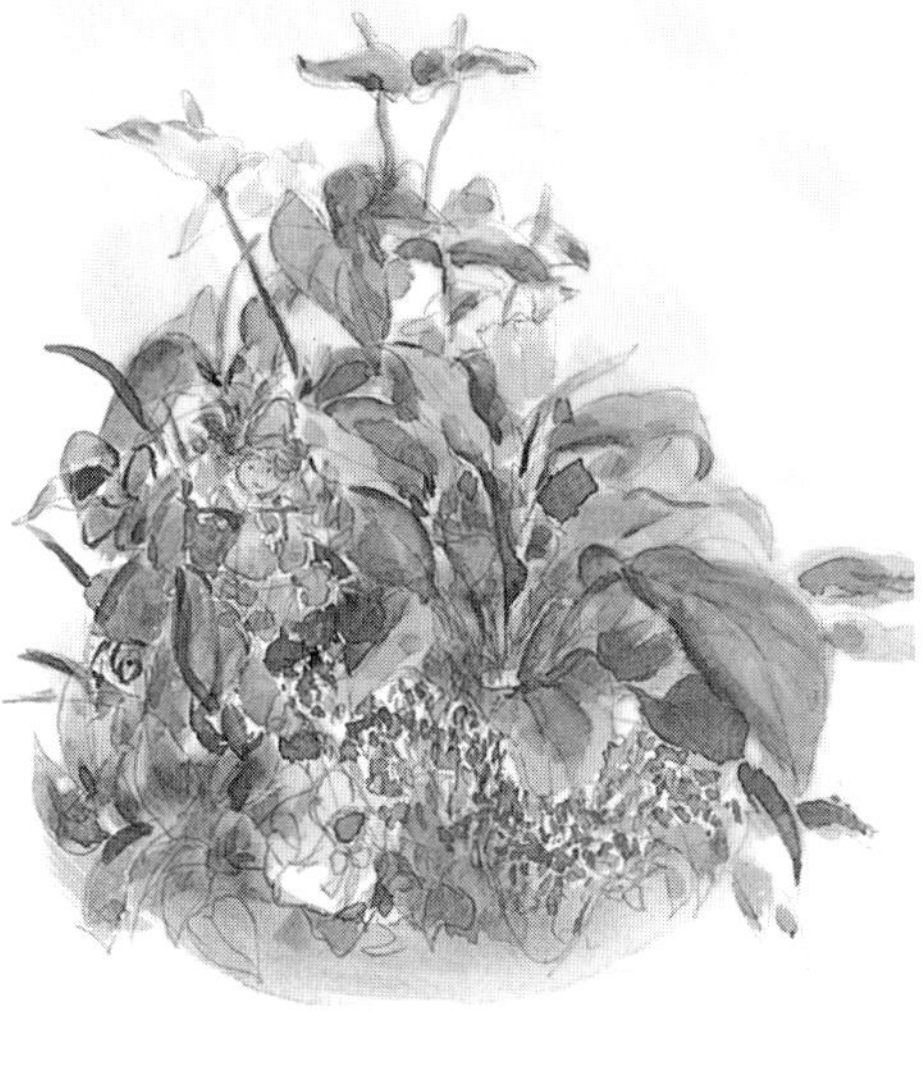

お手玉が「伝えたい文化」に

二〇〇八年が幕を開けると、ちょっとうれしいニュースがありました。これをご紹介したいと思います。

私はこれまで、お手玉が脳の活性化や動体視力の向上といった健康維持に効果があると考え、治療に応用してきました。そのお手玉が昨年秋、愛媛県新居浜市の市制七十周年記念事業の一環で、「未来に伝えたい文化」の三つのうちの一つに選ばれたのです。

同市は「礎」「誇」「心」の三分野に分けて、それぞれ一つずつ選んだそうです。礎が「近代化産業遺産」、誇が「太鼓祭り」、そして心が「お手玉」でした。

同市には市民団体「日本のお手玉の会」の本部があります。同会が全国大会を開いたり海外遠征をするなどして、お手玉遊びの復活に努

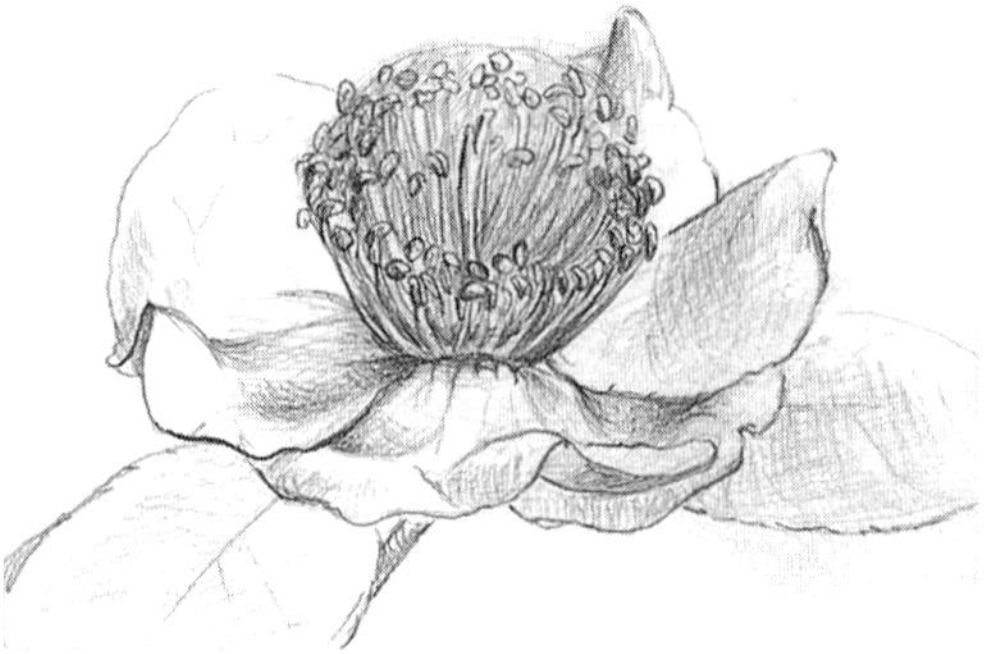

め、新居浜を「お手玉の里」にしたことが理由でしょう。

もっと驚いたのは、私の手元に送られてきた、三つの文化を紹介する記念誌でした。お手玉の「恩人」というコーナーに、私の名前と顔写真があるではありませんか。あとのお二方は、世界のお手玉遊びの歴史を研究した藤本浩之・元京大教授（故人）と、お手玉を米国に紹介した女優の杉葉子さん（映画「青い山脈」のヒロイン役）でした。光栄なことです。

お手玉の医学的効果を訴え、広めてきたことが理由のようでした。私は二〇〇一年に新居浜市で開かれた第十回全国お手玉遊び大会で講演し、医学会や論文でも発表してきました。昨年、熊本市で立ち上げた「子どもの脳と心を守る会」でも、お手玉の有用性をお話ししてきました。

「心」の分野に、お手玉が入ったことは意外でした。でも確かにお手玉には、生きにくい現代社会の中で、ストレスをためた子どもたちや心を病む人たちの、脳や心を整える効果があります。その意味では、お手玉はまさに「心の恩人」にふさわしいかもしれませんね。

薬以外の不安解消法

不安のない人間はいません。不安が高まりすぎて心の病になり、病院にかかる人はたくさんいます。今回は、抗不安薬などの薬を使わない不安解消法について述べたいと思います。

不安と一口に言っても、「備えあれば憂いなし」のような火の用心や戸締りの徹底といった有益なものもあります。しかし「備え」の行動を伴わずに不安なまま過ごしていると、心悸亢進《しんきこうしん》（動悸《どうき》が速くなること）、息切れ、不眠など身体の異常となって現れるので、対策が必要なのです。

不安を作り出すのは環境ではなく、自分だと知ることが大切です。過去の失敗を基に、未来の不安を増幅させているのです。不安を解消するには、そのマイナス思考のパターンを次のような方法で変えることです。

一、過去に不安の原因を求めない

二、とらわれの心や「かくあるべし」という考え方を改める

三、集中力を高める練習をする

などです。

大学受験を控えた女子高校生が外来に来ました。テストを前にすると緊張し、普段は解ける問題が解けなくなり、過去に何度も失敗したことがあるそうです。不安障害と軽いうつ症状もありましたが、「薬は使いたくない」と言います。

私は、過去のことを根掘り葉掘り問いただしませんでした。それより「今」に集中させる訓練として、毎日、ひざの上下運動、呼吸法、お手玉療法をしてもらいました。二週間たって少しずつ効果が表れ、表情も明るくなってきました。そして、希望の大学に見事に入学したのです。

「今」に集中している瞬間は、不安が消えている、ということを活用したのです。ほかに絵画や日記、気功なども役立つでしょう。

最後にヘレン・ケラーの言葉を紹介します。「あなたの顔を日光に向けていなさい。そうすれば陰影を見なくて済む。いつも真理に目を向けていなさい。そうすればあなたの心から不安は消える」

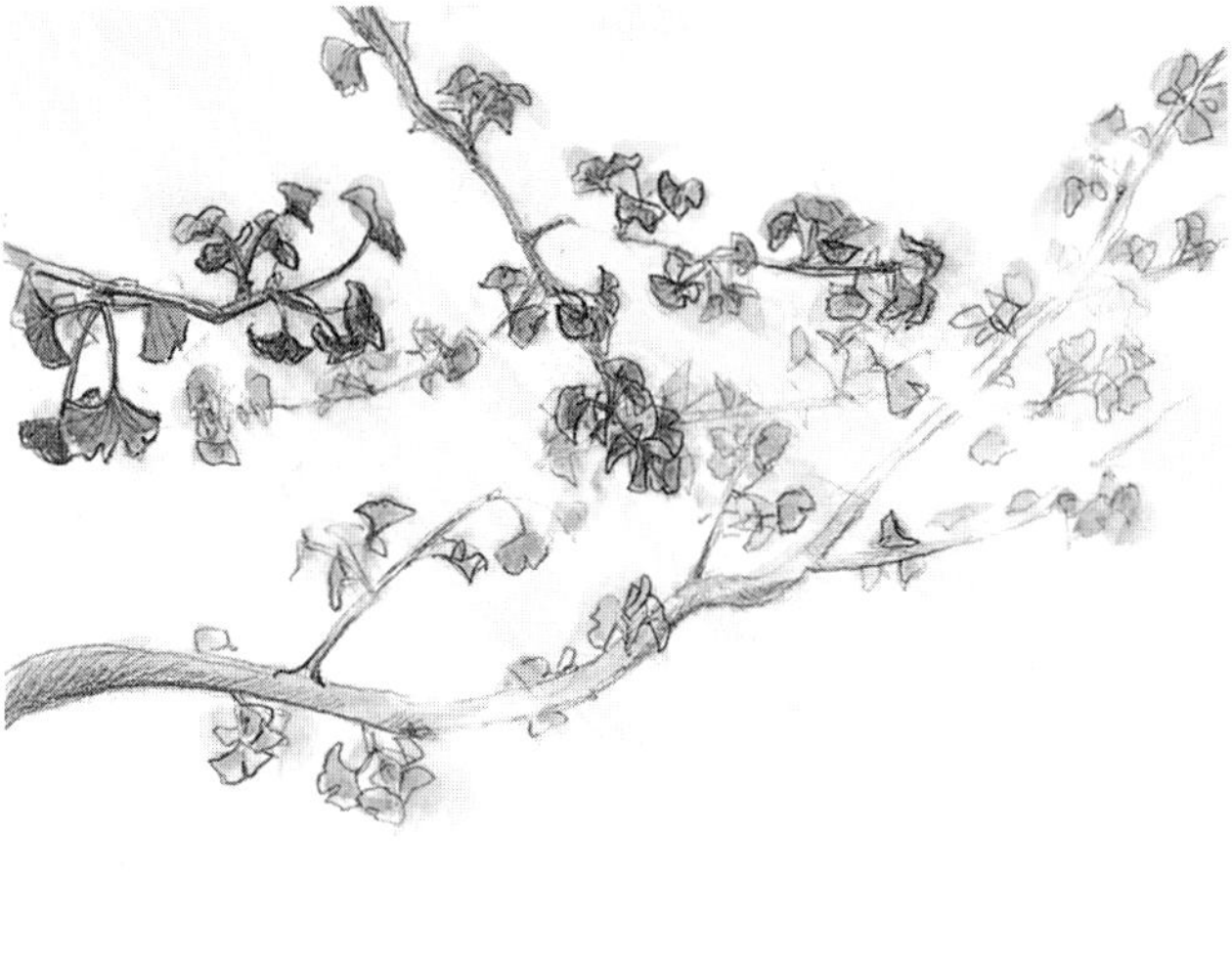

心のありようが体に影響

体の健康には心が関係している。これは、三十年ほど前、ある患者さんが身をもって教えてくれたことでした。

私は当時、婦人科の勤務医で、子宮に異常があった三十七歳の患者さんの手術をしました。二年後に妊娠したその患者さんは、流産や早産の恐れで何度か入退院を繰り返した後、帝王切開で出産したのですが、赤ちゃんは一心房一心室で心臓に障害があったのです。わずか一週間の命でした。

日に何件もお産がある病院なので、赤ちゃんの声は周囲から絶えず聞こえ、患者さんはいつも涙に暮れていました。私はどう接していいか分からず悩みました。彼女が退院するとき、私は「亡くなった赤ちゃんは、あなたが神様をのろい、世間を恨んでいることを喜ぶでしょうか。ご夫婦で温かい家庭を築きながら待っていたら、きっと次の赤ちゃんを授かりますよ」と言いました。

意外だったのは、その後です。彼女は四十一歳で再び妊娠。赤ちゃんの先天的な障害は続きがちなのですが、今度は約三〇〇〇グラムの健康な赤ちゃんだったのです。さらにびっくりしたのは、前回の出産のときにはあった子宮手術の際の癒着（手術部位に腸間膜などがくっつくこと）が自然になくなっていたのです。医学的にはあり得ないことでした。

彼女はこう話してくれました。「先生が前の退院のときに言われた言葉、本当にそのとおりですね」。私が慰めのつもりで言ったことを、彼女は実行していたのです。確かに、以前は険しさのあった彼女の顔つきは、穏やかになっていました。心安らかに、夫婦仲良く過ごしていたことが、赤ちゃんやお母さんの体に影響したのでしょうか。

現代医療はよく「病気を診て患者を診ない」と批判されます。私もかつては病気ばかりを診がちでしたが、この一件で「患者の心」はなおざりにできないと実感しました。心の健康は、体の健康に通ずると考え、心身医学を勉強し始めたのです。

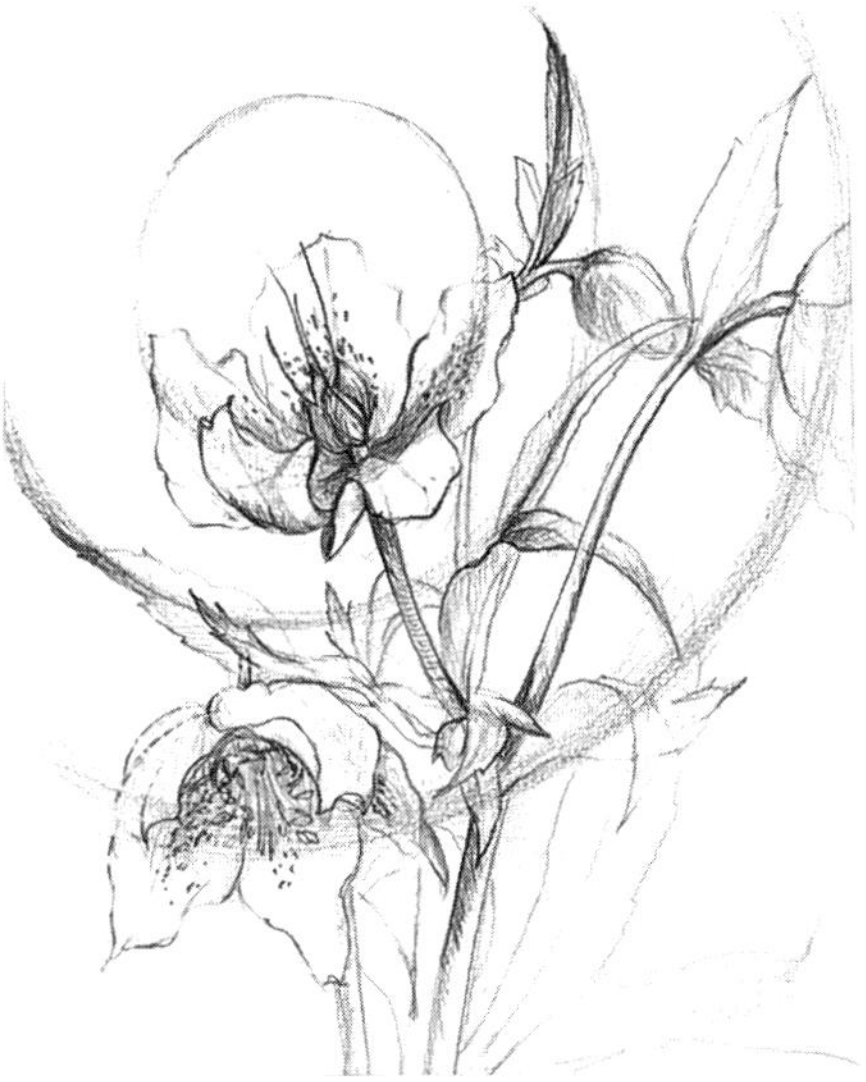

目標が病を遠ざけることも

私がまだ大学病院の婦人科にいた三十年ほど前のことです。

子宮がんよりも悪性度が高い子宮肉腫の患者Ａさんを担当しました。でも手術で完全には摘出できず、一部が残ってしまいました。当時の医学では一〇〇％死を覚悟しなければなりません。

私は別の病院に勤務することになり、Ａさんの病室にお別れを言いに行きました。私はもう一生会うことはないだろう、と思いながら「これからは、日一日を大事に感謝して過ごしてくださいね」と言いました。Ａさんはこうこたえました。「分かりました。小学生の娘が成人するまでは死ねませんから」

それから十五年後、Ａさんと再会したのです。新聞か何かで、私の勤務先を知って、訪ねてきてくれたようです。

私は驚きのあまり「あなた、まだ生きていたの！」と思わず叫んでしまいました。Ａさんは笑いながら「おかげさまで元気にしています。娘も看護学校を卒業して今、看護師になっています。一日一日を感謝して過ごしながら、娘のために死ねない、と頑張ってきました」と話されました。

私はキツネにつままれたようでした。あの子宮肉腫はいったいどうなったのだろう、と考えを巡らせました。医学的に十五年も元気に生きられるなんて、当時は考えられなかったからです。

でもその一年ほど後、子宮肉腫が再発した可能性がある、と私に報告に来られました。診断を受けたのは、娘さんが勤める総合病院でした。

私は、Aさんに、もう一度頑張ってもらおうと思って、励まそうとしました。でも、すぐにそれは困難だと感じました。娘さんを無事成人させた彼女はもう、目標を失っていました。娘が手を離れてほっとして、病と闘う気力がわいてこなかったのです。感謝の言葉も枯れているようでした。

それから一年後、娘さんの勤務する病院で息を引き取られたという連絡を受けました。

目標を持って、日々感謝しながら生きることが、病を遠ざけることもあるということを、Aさんは私に教えてくれました。

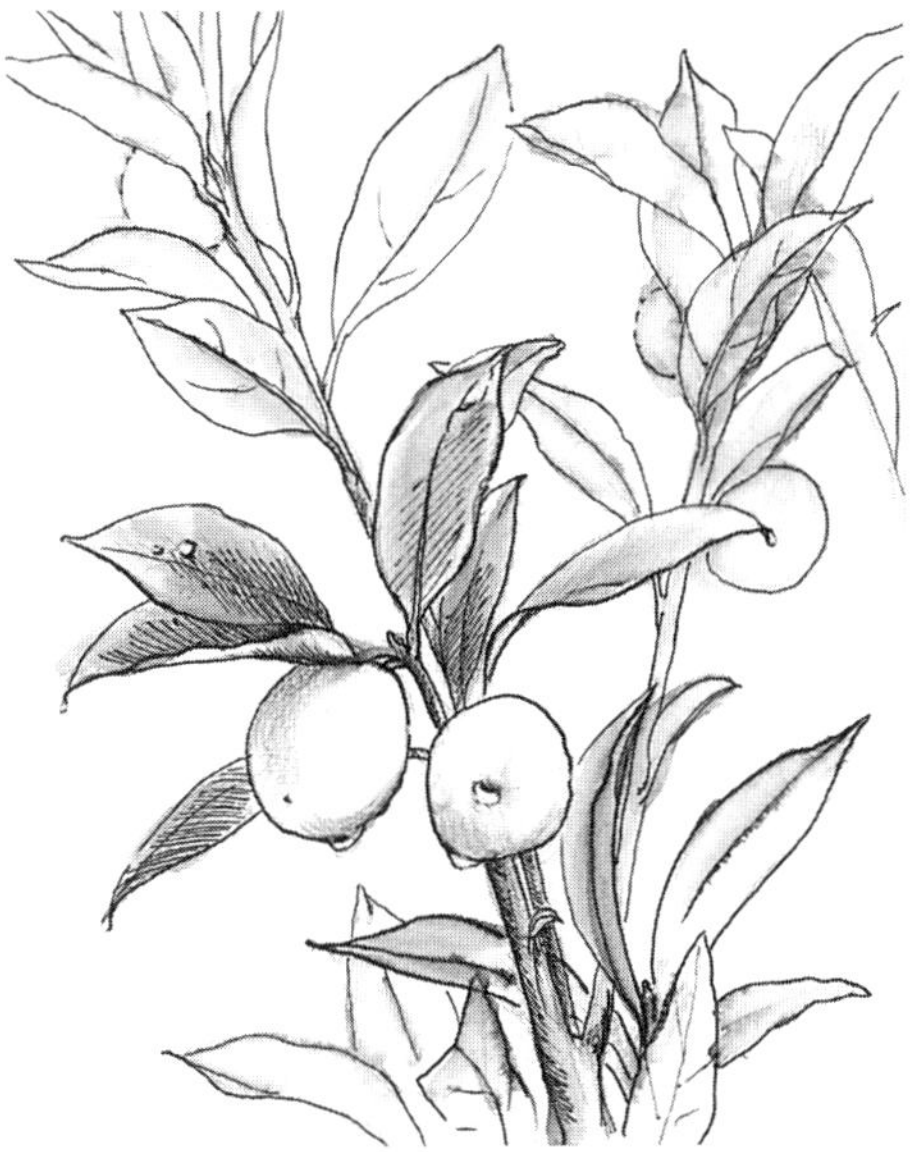

健康的な死生観

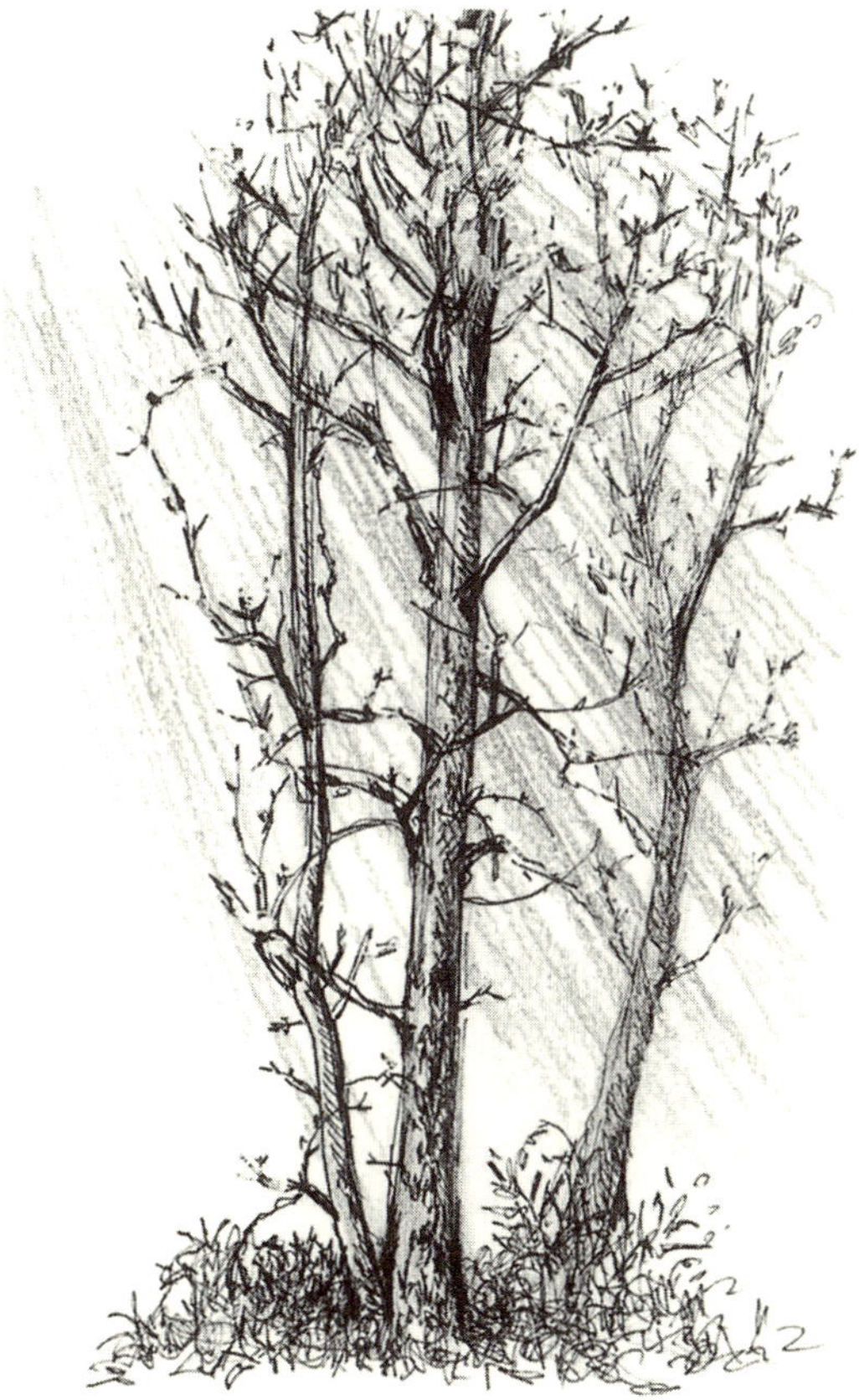

天国からのラブレター

奇跡とはこういうことをいうのでしょうか。熊本市で二〇〇七年十一月にあった「第三十一回日本死の臨床研究会」で、患者家族の代表として登壇した男性の体験談は、とても感動的だったのです。男性のお話を紹介させてください。

*

妻は二〇〇五年六月、鼻の奥にできる副鼻腔《びくう》がんと診断されました。医大で手術を受けて退院したのですが、間もなく再発。抗がん剤の副作用で妄想、幻覚、徘徊《はいかい》などの症状が出てきました。ところが不思議なことに、一時帰宅で玄関を通った瞬間から、妄想などの異常がぴたっと止まったのです。ターミナルケア（終末期医療）は自宅ですることにしました。

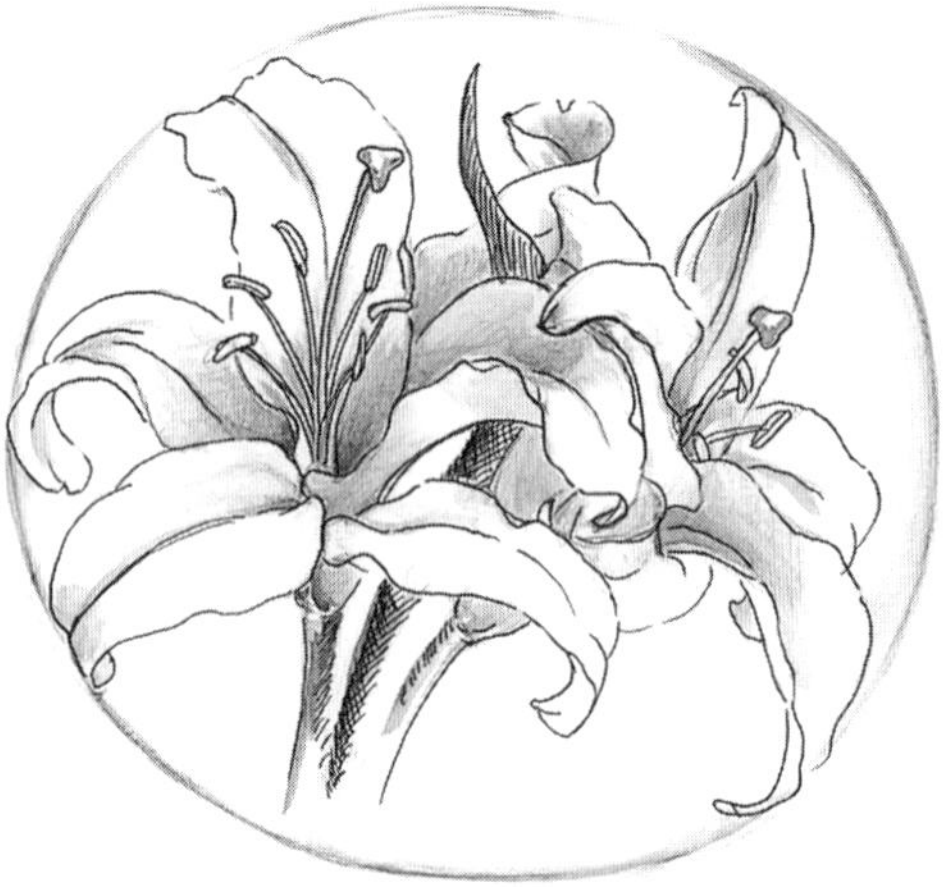

介護には医師や訪問看護師、ヘルパーの協力を得ながら、私と娘がかかわりました。七カ月間

の在宅介護の末、妻は七十五歳で他界しました。

また不思議なことが起きました。妻の右顔面は、がんが表面に出て崩れたように腫れ上がっており、私はそのまま棺おけに入れるか迷いました。そのとき、臨終に立ち会ってくださった看護師さんが「もしかしたら……」と顔のかさぶたを取り除かれました。すると内側からきれいな皮膚の顔が現れたのです。

妻がいなくなってから五カ月後、文箱から私と娘あての手紙が出てきました。震える手で一生懸命書いた文字でした。

私への手紙には、介護のお礼をつづった後、「最高の人生でした。思い残すことはありません」と結んでありました。娘への手紙には「お父さんをよろしく」と書いてありました。涙がこぼれました。天国からラブレターが届いたようでした。

＊

男性の話が終わると、会場中の人が泣いていました。私は総合病院の婦人科にいたころ、多くのがん患者さんを診てきました。でも最後に「最高の人生でした」と言える人など、なかなかいないものです。家族に囲まれ、心から幸せだと感じて最期を迎えられた人には、奇跡も起こり得るのかも知れないと感じました。

自殺予防、新たな方法論

日本人の死因で、がんや心疾患といった生活習慣病などに次ぎ、六番目に多いのが自殺です。年間自殺者は毎年三万人以上で、先進国の中で自殺率が最も高いのです。自殺予防について考えてみましょう。

統計では、女性より男性の方が自殺率は高く、第二次世界大戦などの戦時中の自殺は少なく、平時に多くなる傾向にあります。

ちなみに男性は配偶者がいなくなったときが要注意。妻と死別した人の自殺率が、妻がいる人の三・八倍である一方、離別（生き別れ）の人は六・一倍にも達します。男性は離婚しない方が賢明なようです。

自殺の理由は、健康問題が半数近くを占め、経済問題が四分の一と続きます。自殺の六 ― 八割がうつを患っているとされています。

そのため従来の自殺予防対策は、早期発見などのうつ病対策が基本でした。でも最近は対症療法ではなく、うつにならないような体づくり、心づくりに取り組む健康増進的アプローチに移りつつあるようです。

自殺率が長い間ワーストだった秋田県が、これに注目。健康な心身づくりや、地域での仲間づくりに励む県民参加型の取り組みを始めた結果、同県は汚名を返上できたのです。健康的な生活が、自殺予防に役立つことが分かってきたのです。

このことは、秋田大学が自殺予防プロジェクトの一環でまとめた冊子「心といのちの処方箋（せん）」でも触れられています。

またこの冊子には、第十回オーストラリア自殺予防学会のことも載っています。オーストラリアでは、スピリチュアリティ（霊性）の観点から、命の尊厳や死生観を考えることで、自殺予防につなげる取り組みもあるとのことでした。

日本人は「死＝肉体の死」ととらえがちですが、「肉体は死んでも、魂は死なない」という考え方もあります。自ら命を絶つのを防ぐためには、医学的、社会的対策だけではなく、死生観的アプローチにも、目を向ける必要があるのかもしれません。

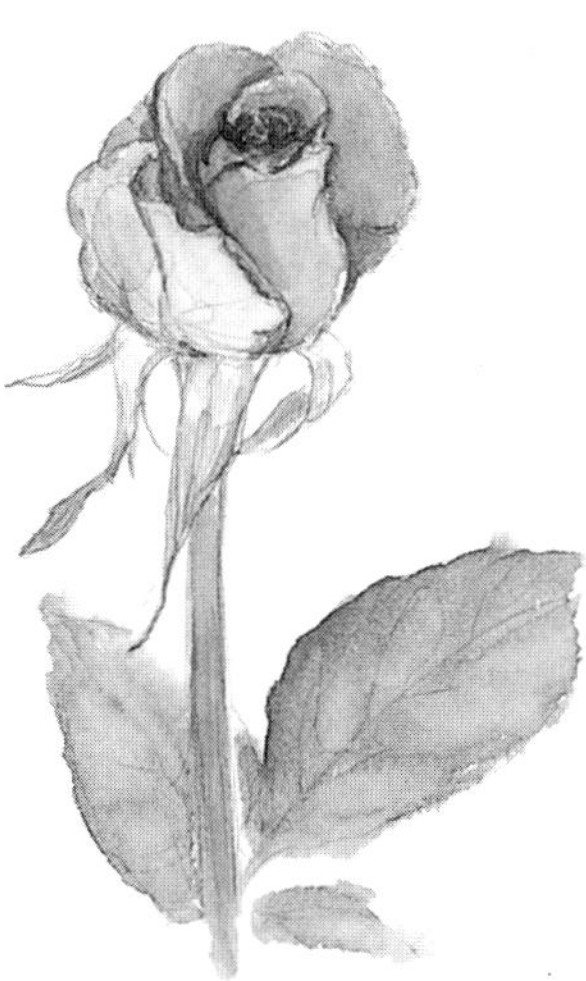

死を味方にした医療

この数十年で、末期がんの患者さんらに対する終末期医療（ターミナルケア）の現場は劇的に変わりました。私が総合病院にいた当時の医療は、がん末期でも死ぬことは敗北であり、死は敵であるという考えでした。

必ず死に至るような病状でも、最後は人工呼吸による延命治療をしました。人工呼吸で肋骨《ろっこつ》が折れることもあり、患者さんには苦痛でしかなかったと思います。終末期のケアは、家族や医療者のためではなくて、患者さんのためにあるという当然なことに、私を含めた医師たちがようやく気付き始めたころでした。

私に、初めて終末期医療の在り方を考えさせてくれたのは、今から二十五年前、子宮がんで終末期となった患者Kさんです。Kさんは、ご主人とおしゅうとめさん三人暮らし。あるとき、Kさんに悩みを尋ねると、「義母は一度もお見舞いに来たことがないのです」と悲しそうに言われます。

私は、おしゅうとめさんと話して、理由が分かりました。「将来は嫁に介護をしてもらえると思っていたけど、当てが外れて落胆し、見舞いにも行きたくなかった」というわけでした。私からお見舞いに来るように頼みますと、それからは病院に見えるようになりました。

おしゅうとめさんが弁当を作って来て、病室で一緒に食べる日も増えました。Ｋさんの病状は悪化していきます。それでも二人とも、やがて死が訪れるという事実を受け入れて、残りの日々を楽しく過ごそうとされているのが分かりました。

驚いたことに、臨終のとき、Ｋさんの手をしっかり握っていたのは、ご主人ではなく、おしゅうとめさん。眠るように穏やかな表情でＫさんは逝きました。私がそれまで経験したことがなかった、さわやかな旅立ちでした。それは「死を味方にした医療」でした。

私はこの一件で、患者さんが残りの人生を悔いなく生きられるようお手伝いするのも、医師の役目だと思うようになり、二十年ほど前、病院に緩和ケア研究会を立ち上げました。やがて熊本県内の医療者らでつくるターミナルケア研究会に発展。各病院がホスピス病棟を立ち上げる礎になったと自負しています。

死に方を決める三要素

約四十年間の私の臨床経験に照らしても、多くの患者さんは、病気や健康のことだけではなく、生と死についても大変興味を示されます。

人間には必ず死が訪れます。人間のみが死を予見できるといわれているにもかかわらず、いつまでも死が訪れないような錯覚にとらわれたり、死の話を忌み嫌い、死から逃れようとする人は少なくありません。しかし百パーセント死が訪れるのなら、死を前向きに正しく学ぶことで、生をますます輝かせることも必要ではないでしょうか。

死を学ぶことは、生を学ぶこと。より良い死を迎えるために「死に方を決める三要素」という考え方があります。それは①生き方、②病気の種類、③ケアのされ方です。

①は生き方によって死に方が異なってくるということです。人は、生きてきたように死ぬものです。元気なときから人を恨んでばかりだった人は、最後まで恨みばかり言い、人に感謝しながら生きてきた人は、最後も感謝の気持ちを抱きながら穏やかに逝かれます。

②は病気の種類によって死に方が変わってくるということです。例えば、がんの部位によって苦痛の種類や程度、死ぬときの状態などが違います。肺がんの場合は呼吸が困難になり、胃がんの場合は食事制限で好きなものを自由に食べられなくなることはご存知でしょう。多くの人が気にかける生活習慣病も、心身両面からみた予防方法がありますので、かかりたくなければ普段の生活を見直さなければいけません。

③はどのケア方法を選ぶかによって、死に方が異なってくるということです。例えば一般病棟を選べば、死をできるだけ先に延ばすためのケアが行われ、緩和ケア病棟では、余命を受け入れたうえで、安らかな死を迎えさせるためのケアが多くなります。

要するに、死に方はあなた次第。あなた自身がどう生きるかということなのです。

スピリチュアルケアの視点

最近は医学会や医学雑誌においても、「スピリチュアル」（霊的、魂的）という言葉を見聞きすることが多くなってきました。

「ターミナルケア（終末期医療）におけるスピリチュアルケアの意味」と題した「末期医療患者のＱＯＬ（生命・生活の質）推進講習会」が二〇〇一年、大阪で開かれ、全国の医師約二百人が参加しました。そこで当時東海大教授だった村田久之さんが、次のような興味深い話をされました。

人間は「時間存在」「関係存在」「自律存在」の三つで成り立っている。関係存在は、他者との関係をうまくしながら、死後の旅立ちの準備をすること。自律存在は、他者に依存しつつも能動的に生きること。最も面白かったのは時間存在です。過去から現在、そして未来へと本能で生きる動物と違い、人間の心は過去から未来に、そして現在に戻ってくる、というお話しでした。

このように考えると、患者さんの気持ちがよく分かります。患者さんの心理状態を時間存在で分類すると、次の三つになると思うのです。

過去にこだわって先に進まない「持ち越し苦労タイプ」。過去から未来に飛び、そのまま留まっている「取り越し苦労タイプ」。過去から未来に、そして現在に引き戻せる「目標を持って今を生きるタイプ」です。人間は、過去の事実に基づいて未来を予想したうえで、現実に生きるよう、脳の働きから見てもつくられているのです。

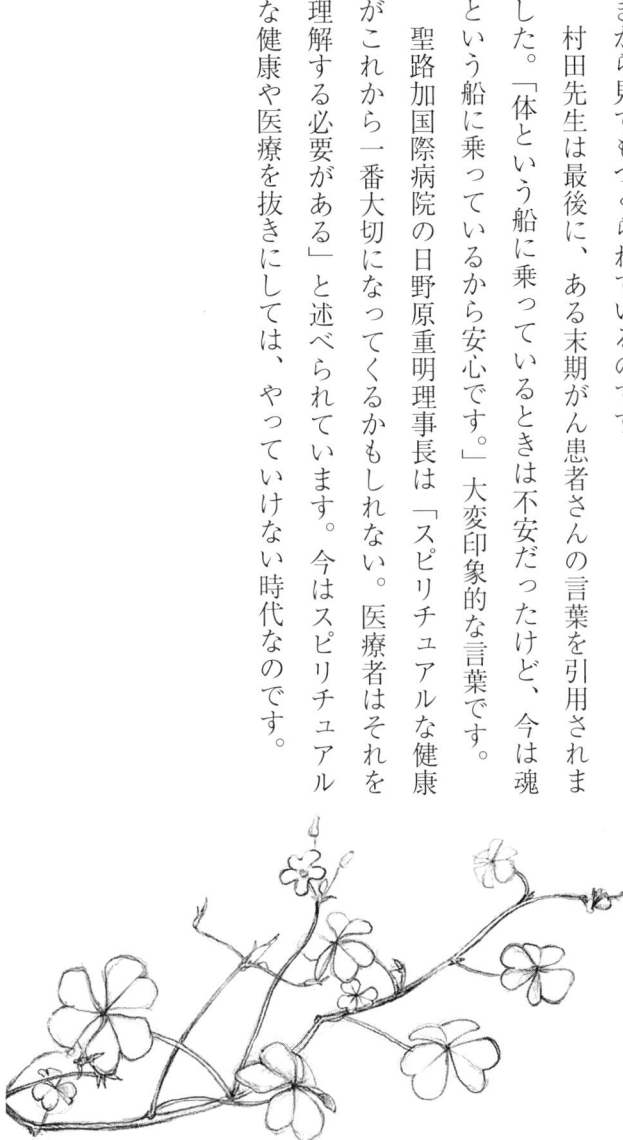

村田先生は最後に、ある末期がん患者さんの言葉を引用されました。「体という船に乗っているときは不安だったけど、今は魂という船に乗っているから安心です。」大変印象的な言葉です。

聖路加国際病院の日野原重明理事長は「スピリチュアルな健康がこれから一番大切になってくるかもしれない。医療者はそれを理解する必要がある」と述べられています。今はスピリチュアルな健康や医療を抜きにしては、やっていけない時代なのです。

臨終の際にも希望を

患者さんにとって「悔いのない安らかな死」は、どうしたら得られるのでしょう。緩和ケアやターミナルケア（終末期医療）の観点からは、少なくとも患者さんが死を積極的に受容し、臨終の際にも希望を持っていることが不可欠であるといわれています。以下に述べる中に、その理由を発見できるでしょう。

大往生の条件は、四つあると思います。

①人生の意味を納得する
②恨みつらみを清算する
③愛され惜しまれながら旅立つ
④永遠の生命を信じる

一番目の「人生の意味を納得する」は、どう患者さんに伝えらたらよいのか、試行錯誤しました。人生を「一冊の問題集」や「学校」、「舞台」ととらえると分かりやすいと思います。難問を解いた後にも、卒業後も、舞台の後も人生が続くように、亡くなった後も〝魂の人生〟があると考えるのです。

二番目の「恨みつらみの清算」は分かりやすい。恨みの多い人生だったのか、あるいは感謝の多い人生だったのか。生きてきたように死ぬ、とよく言われますから、お互いに気をつけましょう。

三番目の「愛され惜しまれながら旅立つ」は、臨終の時になって急にできるものではありません。死んでせいせいした、と周囲に思われる人も少なからずいます。人生の最後だけ自分を愛してくれ、惜しんでくれ、といっても間に合いません。普段から、愛を求めるばかりでなく、愛を与えなくてはいけません。

四番目の「永遠の生命を信じる」は、冒頭で述べた、臨終の際にも希望を持つためには、不可欠と言えるでしょう。

北里大名誉教授の立川昭二氏が、日本人の死生観を探ろうと実施したアンケートでは、「死後の世界（あの世）はあると思いますか」との質問に対し、「あると思う」二九・五％、「あると思いたい」四〇・九％でした。七割の人が、死後の世界を期待しているわけです。さて、あなたはどう思いますか。

人生は選択であり決断である

人によって死のとらえ方はさまざまです。死は必ず訪れるので、若いうちから、死を見つめることで生を輝かせる「死の準備教育」や「健康的死生観」を学ぶことが大切だと思います。

患者さんが亡くなった際、ほとんどの医師は「ご臨終です」と告げます。でも私は、ごくまれにですが、死の準備教育を十分に受けた患者さんとご遺族の場合に、「おめでとうございます」と言ったこともあるのです。

それは前回述べたように、人生を学校や演劇ととらえると、卒業や閉幕のときは「おめでとう」の言葉がふさわしいからです。亡くなられた患者さんに、遺族が「ありがとう」「おめでとう」と笑顔で声を掛ける光景は、不思議ですが、何だかすがすがしいものです。

医学の発達で「脳死」という概念が入ってきた現代は、死のとらえ方が大幅に変わってきました。脳の機能が死んでも、人工呼吸器を付ければ、心臓が動き続ける例はたくさんあるからです。

脳死判定から心臓停止までの時間について、米国を中心とした調査では、三四五例中、約半数が

二、三日でした。日本を中心とした調査では、五五二例中、七、八割が一週間で、最長は百日でした。脳死判定後に手足を動かしたり、血圧や脈拍数が変動することもあります。妊婦さんが脳死状態になってから三十五日後に女児を出産した例もあるのです。

結局、どの時点を死ととらえるかは人それぞれ。人は常に人生の岐路に立っています。その意味では、人生はすべて選択であり決断なのです。

E・キューブラー・ロス博士が残した有名な言葉があります。

「人間にだけしか自由意志は与えられていない。その自由意志を肯定的に使うか、否定的に使うかの選択権を持っている。人生の中から否定的な使い方を排除していく、肯定的な目的で生きていくことが大事であり、そこに決断が必要です」

みなさんも、自分自身が主役ということを忘れずに、生命の質を高めながら、「人生」という名の学校を中途退学することなく卒業してください。

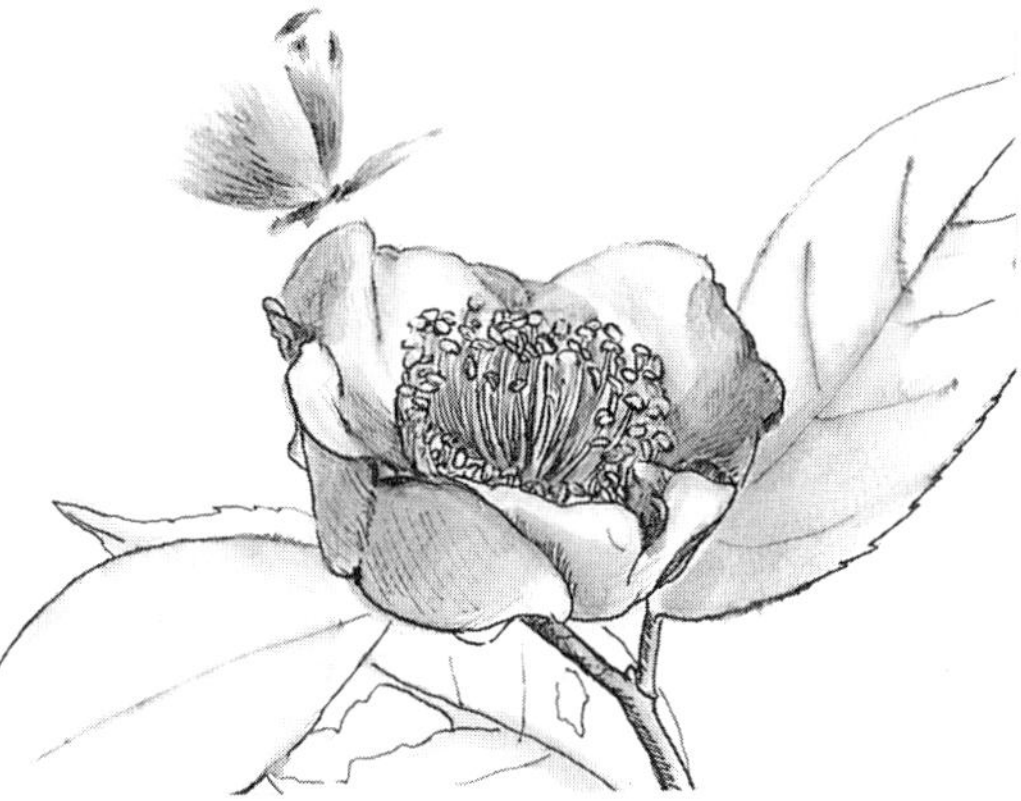

本書は「西日本新聞」に二〇〇七年四月四日より二〇〇八年三月二十六日まで連載されました「健康のとびら」に加筆し出版しました。

あとがき

西日本新聞社より「健康のとびら」の原稿依頼を受け、毎週一回（水曜日）の連載が始まったのが昨年（二〇〇七）四月である。気軽に引き受けたものの一週間に一回の原稿はさすがに頭の中に絶えず気になる問題として浮かんでくる生活となった。

結局、一年間で計五十回の連載となり、さすがに終わったときはほっとしたのが本音である。「西日本新聞」において、毎週一回で一年間の連載は今までもなかったということを一年間の連載が終わった後で、関係者より聞いてびっくりしたものである。しかし、最初からそのことを聞いていたら、途中で執筆を止めた可能性もあったのでかえって良かったかも知れない。

「健康のとびら」の全編を改めて読み直してみると、健康に対する私の伝えたい気持が一応表現できていると感じた。

私は今まで、人生全ての時期における健康を考えてきたつもりである。それは私が赤ちゃん誕生に携わる産婦人科医として医師のスタートを切り、西洋医学や東洋医学はもとより心身医学という心の問題に深く興味を抱き、抗加齢医学という健康長寿に新たな興味を覚え、そして、人生最後の終末期医療（ターミナルケア、緩和ケア）にもすでに医師として当初から関心を持っていたためかも知れない。

最初の原稿（第一編）は既に決めていた。「出口でなく入口を探す」である。本当は「病気の出口ではなく健康の入口を探す」という意味であるが、新聞掲載では字数が限られていて、かなり様々な省略を余儀なくされたことは初回編だけでなく、全編に通じて言えることである。「健康とは？」という問題を最初から読者に投げかけたかったのである。病気の方も、未病の方も一度考えていただきたかったのである。

「健康のとびら」の内容については私が今までに勉強したり、医療上で実践したり、講演してきたことが中心であったが、途中で医学会があったときはその時に、興味あった内容やトピックについても触れており、読者の皆さんには医学の最先端の動きの一端についても知っていただけたのではないかと思っている。

人間関係で悩まれている人には心身医学における交流分析の内容の一端にも触れており、参考にしていただければ幸いである。子育てで悩まれている方も診療の現場では少なくない。以前より九大心療内科の初代教授（故）池見酉次郎先生が叫ばれていた「子どもの脳と心が危ない」が現実のものとなっている。幸い「子どもの脳と心を守る会」を昨年二月に設立したところであり、そのことについても掲載させていただいた。更に、池見先生が提唱された「ヘルスアート理論」の素晴らしさを医療の現場に応用できるようにお手玉などを利用しつつ展開してきたことに関しても分かりやすく説明してきたたつもりである。死に関するテーマについても掲載させていただいた。人生の中で、重要なテーマであり、避けて通れない問題でもあり、人生の早い時期から学んでいただきたいと思って、敢えて掲載させていただいた。

最近つくづく思うことは仏教で唱える「人生は苦である」という四苦八苦（生老病死など）の如き、人生において人が避けて通れない悩み苦しみを緩和するための医療をヘルスアート医療を通じて追求してきたような感じがしている。

ヘルスアート医療とは簡単に言えば、患者が主役として、先ず脳を整えること。次いで、脳を整えながら、自己表現を行うこと。そして、自分だけの満足ではなく、人間関係としてのふれあい力を高めること。以上を健康的死生観を忘れることなく支援するための医療でもある。つまり、病気の人が健康の入口を探し、その健康のとびらを勇気を持って開き、人生をたくましく、うまく、よりよく生きていくための医学的支援を目指していると言っても過言ではない。

この「健康のとびら」は人生の色々な時期において、色々な角度から健康のとびらを開けて入ったつもりである。したがって、どのような時期のどのような問題から興味を持って読み始めても良いように組み立てられている。遠慮せずに好きなところから読んでいただければ幸いである。

最後になりましたが、この本の序文を快く引き受けていただいた故池見酉次郎先生の奥様である池見葉満代先生には紙面をお借りして心からお礼申し上げます。

そして、ヘルスアート研究会の世話人であり、最近ヘルスアート工房を建てられた堀本知子さんには本書にたくさんの挿絵をお願いしましたところ、こころよくお引き受けいただきました。本当にありがとうございました。

なお、末筆になりましたが「健康のとびら」を一年間という長期間連載をしていただいた西日本新聞社に対しても厚く深謝申し上げます。

二〇〇八年四月二〇日

中原和彦

中原和彦（なかはら・かずひこ）1968年、熊本大学医学部を卒業。1973年、医学博士を取得。1975年、熊本大学産婦人科講師などを経て、1983年、NTT 西日本九州病院産婦人科部長、2003年、御幸病院健康増進部長、2005年４月より「ヘルスアートクリニックくまもと」院長。日本心身医学会、日本心療内科学会、日本抗加齢医学会、日本緩和医療学会、日本産婦人科学会、日本東洋医学会、日本死の臨床医学会などに所属。

現在、日本のお手玉の会顧問、熊本緩和ケア研究会世話人、熊本心身医学懇談会世話人、子どもの脳と心を守る会代表、ヘルスアート研究会代表、熊本おじゃめの会代表などを務め、各地での講演活動を精力的行う。

著書に『生かされて生きる』『続生かされて生きる』『お手玉が癒す心とからだ』『医者がすすめるよい生き方、よい死に方』（ともに海鳥社）がある。

健康のとびら

■

2008年6月9日　第１刷発行

■

著者　中原和彦

発行者　西　俊明

発行所　有限会社海鳥社

〒810-0074　福岡市中央区大手門３丁目６番13号

電話092(771)0132　FAX092(771)2546

印刷・製本　有限会社九州コンピュータ印刷

ISBN 978-4-87415-684-1

http://www.kaichosha-f.co.jp

[定価は表紙カバーに表示]

中原和彦の本

医者がすすめるよい生き方、よい死に方

よい生き方とは，よく生きること。日々の生活の中で，病と向き合い，健康に生活する方法を模索し，自分の人生を充実させる生き方をわかりやすく説く。池見酉二郎先生の「21世紀の健康幸福学」を収録。

46判／224頁／並製／2刷／1400円

2001.8　ISBN4-87415-362-3　C0095

生かされて生きる　健康幸福講座

自己の深いところにある「よりよく生きよう」とする能力——自然治癒力を引き出し，高め，病に打ち克つための心の転換を説き明かす。病む心から癒しの心へ。

46判／276頁／並製／5刷／1500円

1997.11　ISBN4-87415-207-4　C0095

続・生かされて生きる

好評を博した前著の応用編。「悩」みという糸のもつれを解きほぐし，真の健康や幸福を得るための，ゆとりある自己表現や健康芸術的な生き方を具体的に示唆する。

46判／232頁／並製／2刷／1500円

1998.8　ISBN4-87415-242-2　C0095

お手玉が癒す心とからだ

お手玉で始める健康への道。腰痛，五十肩が治った，更年期障害を乗り越えた，自然と笑顔がこぼれる，孫と共通の趣味ができた—。痴呆症や生活習慣病の予防策として医師も絶賛するお手玉健康法の驚くべき効能。

46判／218頁／並製／新装版／1500円

2006.3　ISBN4-87415-566-9　C0095

＊価格は税別